"十四五"河南省重点出版物出版规划项目

河南省科学技术协会科普出版资助·科普中原书系

人体与健康保卫战

总主编 章静波 钱晓菁

器官的第二次生命
——器官再生

沈丽 主编

郑州大学出版社

大象出版社

图书在版编目（CIP）数据

器官的第二次生命：器官再生／沈丽主编. — 郑州：郑州大学出版社：大象出版社，2022.8
（人体与健康保卫战／章静波，钱晓菁总主编）
ISBN 978-7-5645-8615-7

Ⅰ.①器… Ⅱ.①沈… Ⅲ.①人体器官－再生－青少年读物
Ⅳ.①R339.3-49

中国版本图书馆 CIP 数据核字（2022）第 059154 号

器官的第二次生命——器官再生
QIGUAN DE DIERCI SHENGMING——QIGUAN ZAISHENG

策划编辑	李海涛 杨秦予	封面设计	苏永生
责任编辑	李海涛 史 军	版式设计	王莉娟
责任校对	吕笑娟	责任监制	凌 青 李瑞卿

出版发行	郑州大学出版社 大象出版社	地 址	郑州市大学路 40 号（450052）
出版人	孙保营	网 址	http://www.zzup.cn
经 销	全国新华书店	发行电话	0371-66966070
印 刷	河南文华印务有限公司		
开 本	787 mm×1 092 mm 1／16		
印 张	11.25	字 数	163 千字
版 次	2022 年 8 月第 1 版	印 次	2022 年 8 月第 1 次印刷
书 号	ISBN 978-7-5645-8615-7	定 价	69.00 元

主编简介

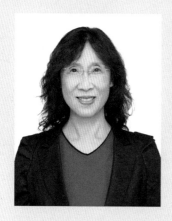

沈 丽

北京大学医学部基础医学院，教授，博士生导师。主要研究方向是干细胞的基础与临床应用研究。她的研究团队建立了人类胚胎纹状体来源的神经干细胞系，人类胚胎视网膜色素细胞来源的神经干细胞系，转端粒酶基因永生化的人神经前体细胞系。主持完成国家科技部863计划课题资助项目、国家自然科学基金项目、卫生部科学研究基金资助项目多项。发表国外SCI论文及国内核心期刊论文30余篇，发明专利1项，名称为"抗EGFR突变体Ⅲ单克隆抗体、制备方法及其应用"。

作者名单

主 编 沈 丽（北京大学医学部）

编 委（按姓氏笔画排序）

文锦华（北京大学医学部）

白 云（北京大学医学部）

刘羿男（北京大学医学部）

杨 华（北京大学医学部）

李 杨（北京大学医学部）

时 艳（北京大学医学部）

周士新（北京大学医学部）

徐 君（北京大学医学部）

曹继祥（北京大学医学部）

甄红英（北京大学医学部）

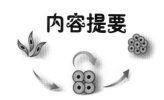

内容提要

　　该书为"人体与健康保卫战"丛书其中的一个分册，全书共 10 章，主要讲述了干细胞、器官再生的基本知识，同时介绍了目前皮肤、骨和关节、神经元、视网膜、心脏、肝脏、肾脏、血液等器官再生的现状，向读者阐述基本现代科学技术包括生命科学、材料科学、基础医学等再生医学领域中的研究进展，科学解读器官再生的密码，展现目前重大器官再生的研究状况和应用前景，激发青少年对医学的兴趣。

　　该书图文并茂，生动活泼，能够把复杂的知识简单化，把抽象的问题形象化，把深奥的内容浅显化，具有原创性、知识性、可读性。该书以青少年为读者对象，为他们普及科学知识，弘扬科学精神，传播科学思想，培养他们讲科学、爱科学、学科学、用科学的良好习惯，让他们尽早接触到生命科学和医学的知识及内涵，激发他们对生命科学和医学的兴趣，为实现中华民族伟大复兴的中国梦加油助力。

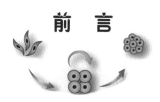

在希腊神话中泰坦巨人普罗米修斯（Prometheus）为了解除人类无火种的困境，触犯天规，盗取天火，遭受诅咒，受到宙斯（Zeus）的惩罚。宙斯让火神将普罗米修斯锁在高加索山崖上，指使鹫鹰每日啄食普罗米修斯的肝脏。普罗米修斯的肝脏白天被吃光，夜晚又重新长出来，使得普罗米修斯的生命得以维持（图0-1），这是有文字记载器官再生的神话。

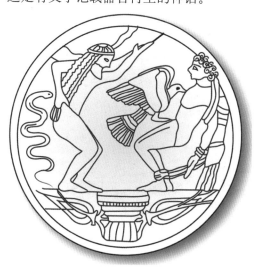

图 0-1 再生医学的神话——鹫鹰每日啄食普罗米修斯的肝脏

真的是现实与神话的巧合吗？外科医生切除人的大部分肝脏后，发现剩余的肝脏可以再生，并迅速增殖以补充缺失、受损的肝组织，一年左右的时间可以恢复到原有体积，因此得知肝脏具有再生能力（图0-2）。

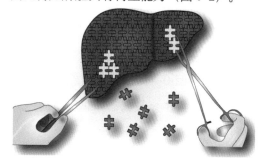

图 0-2 人类的肝脏具有再生能力

在自然界有许多生物都具有非凡的再生能力，如蚯蚓、涡虫、壁虎等一些低等动物。其中的涡虫就不怕"千刀万剐"，具有几乎无限的再生能力。以研究果蝇闻名的遗传学家和胚胎学家托马斯·亨特·摩尔根（Thomas Hunt Morgan）在19世纪末一直研究涡虫，他将涡虫切成279块，发现竟然还能再生出完整的涡虫（图0-3）！1/279是涡虫再生的最小体积，被称为涡虫的再生极限。涡虫的这种魔力来源于一种特殊的细胞，即成体未分化细胞。成体未分化细胞是一种特殊的成体干细胞，分布于涡虫的全身，只要有一个这样的细胞，涡虫就能再生。

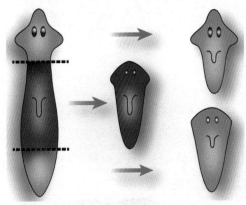

图 0-3　涡虫切断实验

爪蟾是实验室的宠儿，常被称为"青蛙王子"（图 0-4）。爪蟾的幼体蝌蚪断肢后是可以再生修复的，而爪蟾的再生能力则随着成长而逐渐丧失了。

随着物种的进化，再生能力不断地丧失，如人类的胚胎发育，随着越来越多的复杂功能分化，细胞的全能性也不断地丧失，人类的组织器官只留下很少的再生能力。人体中只有皮肤和血液有较高的再生能力，而肝脏、骨等器官在损伤后有一定的再生能力，脑和心脏等再生能力很低。

现代医学可通过细胞工程、组织工程、器官工程等技术和手术治疗恢复人类某些功能障碍的器官，使其再次发挥功能，称为器官再生或再生医学。本书各章节将展现器官再生领域已取得的令世人瞩目的研究成果，然而破译器官再生之谜依然充满挑战，相关的基础理论研究和临床应用研究已经开启，并蓄势待发。

在本书的撰写完成之际，衷心感谢胡玉英老师、李淑云老师和郎熙炜高级工程师对本书部分章节的认真审读和不吝赐教。该书出版得到了大象出版社杨秦予总编辑和责编、美编、照排同志们的大力支持，特别是总编辑杨秦予同志，从选题策划到编辑出版全流程付出了辛勤的劳动，对书稿内容和图片选择精益求精，对装帧设计方案反复修改，使内容和形式完美结合。

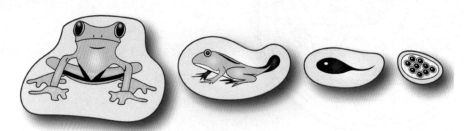

图 0-4　爪蟾与幼体蝌蚪

作　者

2020 年 5 月

目 录

▶ **第一章　生命之源的"种子"细胞——干细胞**················ 1

一、什么是"种子"干细胞 ·················· 2

二、如何辨认干细胞 ··················· 3

三、干细胞家族有哪些成员 ················· 4

四、怎么将"种子"干细胞作为战胜疾病的新武器 ······ 7

五、小分子化合物能决定细胞的命运吗 ··········· 11

▶ **第二章　寻找组织器官修复的钥匙——器官再生**········ 13

一、为什么截断的蝌蚪尾巴能再生 ············· 14

二、断指可以再生吗 ·················· 16

三、如何破译组织器官再生的"密码" ··········· 18

四、细胞融合能逆拨生命时钟吗 ·············· 20

五、可以将所需的组织和器官打印出来吗 ·········· 21

六、人工智能对于破译器官再生的"密码"有哪些优势 ··· 24

▶ 第三章　皮之不存，毛将焉附——略知皮毛 ……… 24

一、讨厌的皮屑都是哪里来的 ……… 28

二、皮肤会越来越薄吗 ……… 31

三、皮肤衰老的原因是什么 ……… 33

四、能唤醒休眠的皮肤干细胞吗 ……… 36

五、皮肤能防水吗 ……… 37

六、手泡水时间长了为什么会起皱褶 ……… 38

七、脱发是怎么回事 ……… 40

八、人真的会一夜白头吗 ……… 44

九、皮毛还能重建吗 ……… 46

▶ 第四章　脱胎换"骨"——骨和关节的重塑 ……… 49

一、为什么人体"身轻如燕" ……… 50

二、骨折后骨头如何愈合 ……… 51

三、骨折的损伤修复为什么不形成瘢痕 ……… 53

四、如何实现失能骨关节的重生 ……… 56

五、干细胞能促进骨再生吗 ……… 58

六、组织工程再生骨离临床转化应用还有多远 ……… 59

七、肿瘤侵袭性骨缺损还能修复重建吗 ……… 60

▶ 第五章　从科幻到现实——神经的再生 ……… 63

一、神经系统是如何"排兵布阵"的 ……… 64

二、人类的神经元能不能再生 ……… 67

三、神经再生的"弹药库"在哪里 ……… 69

四、记忆能再找回来吗 ……… 71

五、脊髓损伤后只能坐在轮椅上吗 ……… 73

六、"渐冻人症"是什么病 ……… 76

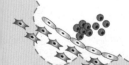

▶ 第六章　再见光明的希望——视网膜再生 ················· 79

　　一、什么是视网膜 ················· 80
　　二、哪些细胞类型能组装成视网膜 ················· 83
　　三、什么细胞具有修复视网膜的神奇能力 ················· 86
　　四、视网膜干细胞能自我修复再生吗 ················· 91
　　五、人工视网膜能还盲者一片光明吗 ················· 95
　　六、3D生物打印的仿生眼能让患者重见光明吗 ················· 96

▶ 第七章　如何修复我们一颗受伤的心——心脏再生 ················· 97

　　一、心脏为什么会跳动 ················· 98
　　二、什么是冠心病 ················· 100
　　三、心脏能再生吗 ················· 103
　　四、心脏干细胞存在吗 ················· 105
　　五、诱导性多能干细胞促进心脏再生靠谱吗 ················· 108
　　六、能在心脏原位实现心肌修复吗 ················· 109

▶ 第八章　星星之火可以燎原——进击的肝 ················· 113

　　一、肝脏知多少 ················· 114
　　二、肝脏是如何再生的 ················· 117
　　三、助力肝脏再生的推手是谁 ················· 120
　　四、现代干细胞技术是如何制造肝细胞的 ················· 121
　　五、工程化仿生肝能替代肝移植吗 ················· 123

▶ **第九章 动力源泉的修复——肾脏再生** ················ 125

   一、肾脏是怎样的器官 ···················· 126

   二、尿液从哪里来 ······················· 127

   三、肾脏除了能排除代谢物，还能做哪些事 ········ 130

   四、肾脏消极罢工了，有多可怕 ·············· 131

   五、怎样让受伤的肾脏恢复工作 ·············· 133

   六、血液透析能完美代替肾的作用吗 ··········· 134

   七、什么是人工肾 ······················· 137

   八、为什么说再生医学带来了肾脏再生的新希望 ····· 141

▶ **第十章 生命的礼物——造血干细胞为生命祈祷** ········· 143

   一、血液大家庭有哪些成员 ················· 144

   二、血液是从哪里来的 ···················· 152

   三、造血干细胞的家在哪里 ················· 156

   四、哪些细胞可"七十二变"转变为造血干细胞 ····· 160

   五、"胶水"也能助力造血干细胞体外培养扩增 ····· 162

   六、维生素可以调节造血功能吗 ·············· 163

   七、造血干细胞移植能挽救生命吗 ············· 164

第一章
生命之源的"种子"细胞——干细胞

▼

第二次世界大战末期，美国向日本广岛和长崎各投下了一颗原子弹，劫后余生的幸存者饱受辐射后遗症的折磨。随着第二次世界大战的结束，以美国为主的发达国家开始了辐射生物学、辐射损伤和白血病治疗的研究，发现造血干细胞位于骨髓，骨髓造血干细胞的移植可挽救辐射幸存者的生命。造血干细胞移植治疗白血病也点燃了患者获得第二次生命的希望！此后干细胞研究领域的弄潮儿们陆续登场，展开了干细胞研究的竞赛。随着人类胚胎干细胞建系成功、细胞核移植等技术的发展、克隆羊"多莉"的诞生、诱导性多能干细胞系以及小分子化学药物诱导细胞谱系重编程等，干细胞领域展现出一系列令人瞩目的研究成果。

干细胞具有自我更新和多潜能分化的能力。利用干细胞的生物学特性可研究复杂的胚胎发育、细胞分化和器官维持。干细胞是细胞治疗和组织工程修复器官再生的重要"种子"细胞。然而干细胞特性的失调又可能是某些类型癌症发生的原因。干细胞是一种聪明的细胞，具有神奇的功能，在转化医学研究的推动下，干细胞所主导的再生医学，让我们得以窥探细胞生物学领域神奇的秘密。干细胞的研究推动了分子和细胞生物学、微电子技术、材料科学、生物工程学、临床医学的融合和发展，展现了临床应用的广阔前景。

干细胞的临床应用离我们的现实生活还有多远？尽管干细胞的研究已有了很大的进展，从机制研究转化为临床研究有了新的突破，为临床治疗展现了前所未有的机遇和前景，但是干细胞的临床研究还处于临床前试验阶段。科学家们和临床医生还需大量的研究，证实干细胞治疗的适应证、有效性和安全性及解决医学伦理问题等。然而，干细胞技术推进再生医学波澜壮阔的变革，一定会给人类的生活和健康带来巨大的变化。

▶ 一、什么是"种子"干细胞

在科技不断发展的今天，"干细胞"一直是生命科学领域研究的热点，它为糖尿病、癌症等多种重大疾病的治疗带来了希望。什么是"干细胞"？科学家是如何发现它的？下面我们将带你一起了解"干细胞"这一概念的前世今生。

距今150多年前，"干细胞"作为科学术语第一次出现在著名德国生物学家恩斯特·海克尔（Ernst Haeckel）（图1-1）的著作当中。此时，达尔文的巨著《物种起源》问世才9年，自然选择理论正在震撼着整个生物学界。海克尔是达尔文进化理论的坚定支持者，他将所有多细胞生物的远古共同的单细胞生物祖先称为"Stammzelle"，中文的意思是"干细胞"。随后，他将"干细胞"的概念进一步推广到胚胎学上，认为受精卵同样也可以被称为"干细胞"。

19世纪晚期，"干细胞"的概念随着胚胎学的发展进一步演化，"干细胞"

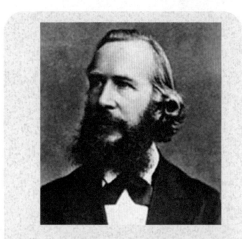

图1-1　德国生物学家恩斯特·海克尔

一词被广泛用于描述各种产生生殖系统的生殖细胞。在这一过程中，俄国组织学家马科斯莫夫（Alexander A.Maximow）等科学家开始将"干细胞"用来描述生殖细胞之外的细胞类型，在血液学的研究中，将血液循环系统中多种细胞类型的祖先细胞称为"干细胞"，认为"干细胞"是连续性造血系统的起源。并将干细胞的"干"译为英文"stem"，意思是"树干"和"起源"，马科斯莫夫被称为"干细胞之父"。从此，"干细胞"一词跳出生殖细胞的范畴，越来越接近今天我们所提到的干细胞的定义。目前研究认为，"干细胞"存在其他系统组织或器官中，如中枢神经系统、肠道、皮肤等，"干细胞"一词不再局限于原始生殖细胞，但仍适用于生殖系统的干细胞，如在睾丸中的精原细胞。至今，干细胞技术和临床应用前景仍是最前沿的、最热门的研究方向之一。

▶ 二、如何辨认干细胞

我们已经在人体内各种不同的组织器官、不同的发育阶段发现了"干细胞"。事实上，目前科学家仍然不清楚人的整个生命周期中究竟有多少种干细胞。尽管干细胞的类型千变万化，但是干细胞被公认具有两大特点：一是自我更新；二是多潜能分化，能转变为其他类型的细胞（图1-2）。"自我更新"听上去稀松平常，但却是干细胞不同于普通细胞的重要特征。在体内的环境里，大多数有功能的细胞受到了严格的管制，并不能随意地自我更新，否则就成为肿瘤细胞。在这种情况下，干细胞只能够在身体需要的时候进行自我更新。但是，干细胞只有自我更新的能力是不够的，通常情况下干细胞本身并不能像普通细胞一样完成身体需要的各种生理功能。干细胞只有在转变为其他类型的功能细胞之后，才能参与人体组织器官内的各种功能活动。通过"自我更新"和"多潜能分化"，干细胞就成为了个体生命活动中的"种子"细胞。

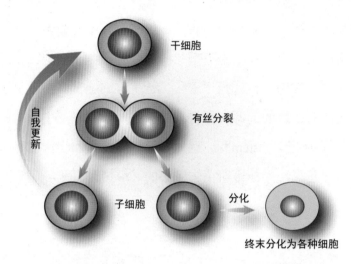

图1-2　干细胞具有自我更新和多潜能分化的生物学特性

▶ **三、干细胞家族有哪些成员**

　　干细胞有哪些成员呢？通常细胞生物学界依据干细胞是来源于囊胚的内细胞团，还是来源于不同的组织器官，将其划分为胚胎干细胞和成体干细胞。为了更好地描述各种干细胞具有不同的分化能力，科学家将干细胞分为四大类：全能干细胞、多能干细胞、专能干细胞、单能干细胞。其中，全能干细胞具有形成个体发育所有细胞类型的能力，包括胚胎和胚胎外组织的细胞，例如胎盘和卵黄囊等。通常人类的受精卵到卵裂期32个细胞前的所有细胞均为全能干细胞；多能干细胞具有形成胚胎中所有细胞类型的能力，但不能形成胎盘、卵黄囊等胚胎外的组织类型，例如胚胎干细胞属于这种类型；专能干细胞具有能形成数种不同的细胞类型的能力，例如造血干细胞、神经干细胞、间充质干细胞均为专能干细胞；单能干细胞最为特殊，一般为只能形成一种功能的细胞，生殖细胞即为最常见的单能干细胞。通过上面的分类，我们不难发现，不同干细胞之间实际上也形成了一个类似于金字塔样的结构（图1-3），从最早的全能干细胞开始，随着发育不断进行，全能干细胞逐渐变成各种不同的干细胞，分化潜能也在逐渐减弱，最终形成了各种终末分化的功能细胞，完全丧失了分化能力。

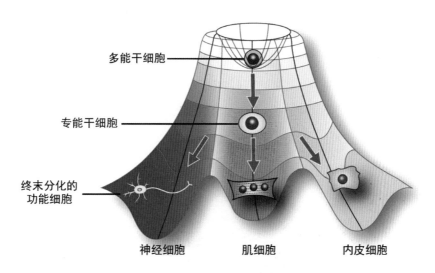

图 1-3　各种类型的干细胞之间形成类似金字塔样的结构

知识卡：沃丁顿的设想

　　1957年，英国著名胚胎学家康拉德·哈尔·沃丁顿（Conrad Hal Waddington）把全能干细胞发育转变为功能细胞的过程形象地比喻为一个小球从山峰向下滚动的过程，山峰向下倾斜的表面有山脊和山谷，全能干细胞在细胞谱系选择的背景下，代表了发育中的细胞做出的一系列"非此即彼"的命运选择，分化为特定的终末功能细胞。这就是生命个体，特别是高等动物细胞生命活动展开的蓝图（图1-4）。沃丁顿设想，特定基因的存在与否取决于小球位于山脊和山谷的分歧点，小球走哪条路与其基因型和基因表型之间存在令人深思的联系。现代生物科学已证实，在生物个体中细胞的DNA甲基化修饰、蛋白质乙酰化和磷酸化的修饰决定着细胞生长、发育和衰老的命运，是真核细胞正常而普遍的修饰方式，是一种重要的表观遗传机制。沃丁顿首次描述了表观遗传景观，提出了一个吸引人的、有影响力的隐喻。

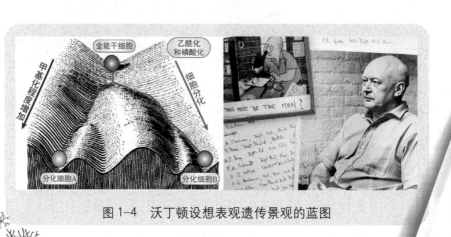

图1-4　沃丁顿设想表观遗传景观的蓝图

四、怎么将"种子"干细胞作为战胜疾病的新武器

科学家研究干细胞已经有了上百年的历史，但是干细胞真正开始走进临床研究和应用，却是最近几十年才开始兴起的。干细胞较早的临床应用主要是造血干细胞移植治疗血液系统疾病，这一应用于1990年被授予诺贝尔生理学或医学奖，表彰"发明应用于人类疾病治疗的器官和细胞移植术"。但是，造血干细胞移植主要应用于血液疾病的治疗，有没有更为普适化的方法，能够将干细胞应用于各种疾病的治疗当中呢？人们首先想到了人胚胎干细胞。

1998年，美国科学家詹姆斯·汤姆森（James Thomson）从人胚胎发育早期的囊胚中分离了内细胞团，建立了人胚胎干细胞（图1-5）。人胚胎干细胞是一种多能干细胞，能够形成成年个体的所有细胞类型。因此，理论上可以将人胚胎干细胞大量扩增后，转变为所需要的功能细胞类型，应用于相关疾病的治疗。人胚胎干细胞的建立是干细胞与再生医学历史上的里程碑式的突破。

人胚胎干细胞虽然具有形成各种细胞的能力，但是人胚胎干细胞的应用

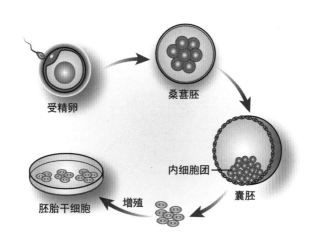

图1-5 汤姆森等建立了人胚胎干细胞系

却面临两大限制。第一是人胚胎干细胞的建立需要破坏人类的胚胎，因此存在伦理道德问题；第二是直接利用人胚胎干细胞转变为功能细胞进行移植治疗存在免疫排斥的问题。为了解决干细胞应用中的这两个关键问题，干细胞科学研究又有了新的突破：诱导性多能干细胞。

日本科学家山中伸弥（Shinya Yamanaka）在 2006—2007 年间开发了一项新的干细胞技术，通过在成体细胞中导入外源基因 *Oct3/4*，*Sox2*，*c-Myc* 和 *K1ƒ4* 的方法，将成体细胞转变为类似胚胎干细胞的细胞，具有多能干细胞的所有特点，称为诱导性多能干细胞（图 1-6）。诱导性多能干细胞技术不需要破坏人的胚胎，克服了伦理道德的限制；同时也使得利用患者自身的成体细胞制备多能干细胞成为可能，解决了免疫排斥的问题。因此，诱导性多能干细胞技术一问世，就得到了全世界科学界的极大关注。山中伸弥在发明诱导性多能干细胞技术的 6 年之后，与英国发育生物学家约翰·伯特兰·格登（John Bertrand Gurdon）共同获得了 2012 年诺贝尔生理学或医学奖，以表彰他们在"体细胞重编程技术"领域做出的革命性贡献。这是持续了半个世纪之久，科学家们以不懈的努力、持之以恒的精神探索生命的秘密而取得的硕果。

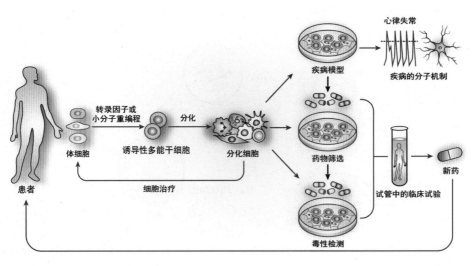

图 1-6　诱导性多能干细胞系的建立及应用前景

知识卡：科学研究的积淀与升华
——诱导性多能干细胞

功成名就的山中伸弥教授曾发表评论，讲述了发现诱导性多能干细胞的过程。我们从中可以探寻到隐藏在成功背后的努力和思考。诱导多能干细胞的诞生是继承了3条早期相关研究的路线：其一是继承了1962年约翰·格登教授的克隆爪蟾的核移植——重编程的研究，以及1997年英国胚胎学家——"克隆之父"伊恩·维尔穆特（Ian Wilmut）的"多莉"羊诞生。其二是继承了主控转录因子的概念，即主控转录因子决定并诱导细胞谱系的命运。1987年有研究报道，在果蝇实验中发现，一个转录因子"触角足基因"的异位表达会诱导果蝇的腿而不是触角的形成。另一项研究表明，哺乳动物的转录因子 MyoD 能将成纤维细胞转换为肌细胞。其三是继承了维持胚胎干细胞自我更新和多潜能分化特性的细胞因子的重要作用，如第1代小鼠胚胎干细胞的维持需要的关键因子是白血病抑制因子，而第1代人胚胎干细胞建系需要的关键因子是碱性成纤维细胞生长因子（图1-7）。

山中伸弥教授在干细胞领域耕耘多年，深刻钻研前人的成果，提出假设：卵母细胞或胚胎干细胞中存在一种多个转录因子的组合，这种组合可以将体细胞重编程回到胚胎状态。他们最终挑选出24种可能的候选转录因子，通过层层筛选，到最后剩下4个转录因子。将这4种转录因子的基因同时引入小鼠成纤维细胞，奇迹发生了！成纤维细胞"逆转"成为与胚

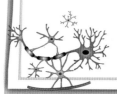

胎干细胞类似的多能干细胞。山中伸弥教授的团队乘胜追击制备了人类的诱导性多能干细胞。至此，干细胞研究领域进入诱导性多能干细胞的时代。

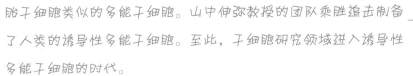

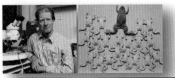

1962年 约翰·格登
克隆爪蟾

1997年 伊恩·维尔穆特
克隆羊"多莉"

1987年 果蝇触角足基因

1987年 哺乳动物转录因子*MyoD*

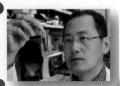

2006-2007年 山中伸弥
诱导性多能干细胞

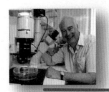

1981年 马丁·伊万斯
小鼠胚胎干细胞

1998年 詹姆斯·汤姆森
人胚胎干细胞

图 1-7　诱导性多能干细胞发展的 3 条研究路线

诱导性多能干细胞技术不仅解决了胚胎干细胞应用的困境，同时也让人们发现：原来功能细胞也有可能再次转变为干细胞，细胞也可以"我命由我不由天"！在这一理念的驱动下，近年来科学家们取得了一系列突破，实现了不同功能细胞之间的相互转变，也建立了各种新的方法来实现各种细胞类型的转变，即成体细胞谱系重编程。在胚胎正常发育过程中，按照沃丁顿设想的细胞分化蓝图，山峰顶上的全能干细胞小球，沿表观遗传的状态向下滚动，穿越多能状态，最终滚落到山谷底的一个谱系定型的状态，分化为各谱系的终末功能细胞（图1-4）。山中伸弥教授可采用4个转录因子重编程的方法让山谷底的功能细胞攀登到山峰的高端，诱导为多能状态的干细胞。那么有没有可能将山谷底的一种功能细胞翻越过山脊变成另一个山谷底的另一种功能细胞呢（图1-8）？此想法并非异想天开，科学家们惊奇地发现，果蝇的一小部分肠道干细胞在发育过程中会自然转变身份，成为肾管干细胞，并跨越器官边界迁移至肾管，进而分化成肾管内的功能性细胞。成体细胞谱系重编程为干细胞临床应用指出了一条抄近道的路线。简单地说，一种终末分化的功能细胞不再需要攀登悬崖峭壁爬上顶峰，再分化为另一种功能细胞了，而只需翻过一个山嵴！成体细胞谱

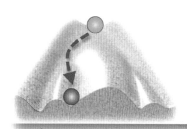
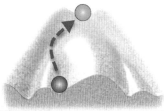
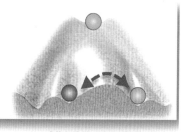

A 正常细胞发育过程　　　　B 诱导性多能干细胞重编程过程　　　　C 成体细胞谱系重编程过程

图1-8　成体细胞谱系重编程

系重编程的过程涉及复杂的表观遗传学的调控机制，是目前分子生物学和细胞生物学研究的热点和前沿。

我国科学家采用小分子化合物进行成体细胞谱系重编程，建立了诱导成体细胞转变为多种细胞类型的新技术（图1-9），在干细胞应用安全性等方面超越了以诱导性多能干细胞技术为代表的转基因方法，降低了由于病毒载体转基因带来的生物安全风险，推动了干细胞基础研究领域向临床应用研究的转化，具有极大的应用前景。在未来的几十年内，可以预见：干细胞技术可以被用于治疗糖尿病、癌症、帕金森病等重大疾病，为人类最终战胜疾病提供新的武器。干细胞是细胞治疗的"种子"细胞，以干细胞为主的新医疗技术在临床上的应用将带来医疗技术的革命性改变，造福人类的健康。

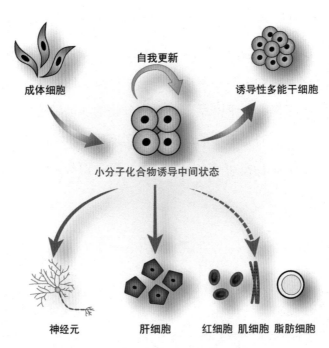

图1-9　通过小分子化合物重编程产生的
中间态细胞诱导获得不同类型功能细胞

第二章
寻找组织器官修复的钥匙——器官再生

▼

　　2017年4月20日，"天舟一号"货运飞船成功发射，中国科学家的一项"空间微重力环境对胚胎干细胞增殖、分化影响的研究"也随着飞船被送上了太空。这项干细胞研究将寻觅"器官再生"钥匙的脚步迈进了太空。器官再生的神奇钥匙在哪里？有人说这把钥匙是干细胞？组织工程材料？3D打印技术？还有人说是人工智能？无数的科学家都在寻找"器官再生"的钥匙。数百年来，科学家被自然界中存在的再生现象吸引，希望让人类拥有壁虎、蝾螈一样的本领，使受损的器官能够再生。对器官再生的无边遐思使人们开启再生医学的大门。

　　再生医学是目前医学研究的前沿。再生医学是应用生命科学（包括细胞生物学、分子生物学、遗传学、解剖学、组织学等）、材料科学、临床医学、计算机科学和工程学等学科的原理和方法，研究和开发用于替代、修复、重建或再生人体各种组织器官的理论和技术的新型学科和前沿交叉领域。再生医学探究有效的生物治疗及工程学的方法，促进机体自我修复与再生，或构建新的组织与器官，改善或恢复损伤组织和器官的功能，其终极目标是使失去的器官或功能实现再生。

　　科学技术的飞速发展，推动再生医学持续的多学科融合齐驱并进，展现出美好的应用前景。1993年诺贝尔生理学或医学奖获得者理查德·罗伯茨（Richard J.Roberts）说："所有人都落后于科学新发现。"让我们拭目以待，追随科学的发展，探索生命的奥秘。

▶ 一、为什么截断的蝌蚪尾巴能再生

我们在小时候就观察到这样一些现象：两栖动物如蝌蚪的尾巴断了以后，过了一段时间可以重新长出来；一些爬行动物如壁虎和蜥蜴被天敌咬住尾巴或遭遇危险的时候，往往会自断尾巴，趁机逃命，而断了的尾巴又可以重新长出来。我们不禁怀有这些疑问，想知道为什么这些动物的尾巴可以再生？它们是如何做到的？

科学家们通过切断蝌蚪的尾巴，研究多种再生反应的细胞类型。他们发现，蝌蚪能够再生的尾部有一种以前未被识别的细胞类型，称为再生组织细胞，这些细胞位于蝌蚪断裂尾巴的顶端，释放出一些蛋白质分子与细胞表面的受体结合，促使表皮和其他细胞生长。当蝌蚪尾巴被切掉时，顶端的再生组织细胞丢失，但是肢体其他部位表皮的再生组织细胞会很快迁移到伤口的位置，并马上取代原有缺失的再生组织细胞（图2-1）。让科学家们感到惊奇的是，当他们从蝌蚪的尾巴中提取了再生组织细胞，将这些细胞种到蝌蚪身上其他的部位时，接种部位竟然也长出了小尾巴。这个发现

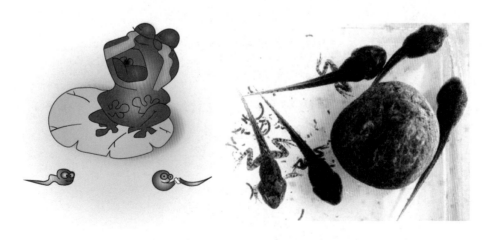

图 2-1　蝌蚪的断尾再生

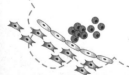

让科学家们非常兴奋。这种再生组织细胞具有增殖、迁移和分化为多种细胞的能力，被称为干细胞。

美国科学家迈克尔·列文（Michael Levin）博士研究生物电信号，他发现通过调控离子通道的通道蛋白开关，可以使青蛙损伤的肢体再生，依据"重新拼接"的技术使青蛙长出6条腿，还可以使眼睛长在蝌蚪的背上（图2-2）。

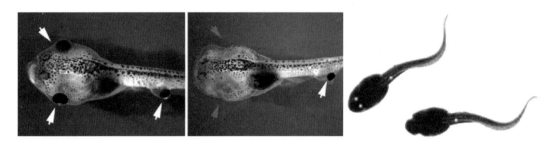

图2-2　2013年列文博士将某些蝌蚪的眼睛移除，移植到自体或异体蝌蚪的背部，诱导了异位眼睛的生长

两栖动物自我修复的"秘诀"是由于它们"未来器官"的细胞在初期成长时，并未完全发育，导致它们最终可以发育成肢体或者器官。如果胚基被移植到受伤部位，它就能从受伤部位的细胞中获得在此部位如何形成的指令，从而快速地治愈受伤部位，形成新的组织器官。也就是说，一些两栖动物的任何部位只要发生损坏，骨细胞、皮肤细胞和血液细胞能将相应部位的细胞转变为一些没有分化特征的细胞，这些未完全发育的细胞再采取积极态度，自动快速转变成为相应部位的完全分化的细胞，最后，这些细胞将长成一个新的器官。然而，蝌蚪背上的异体眼是如何发育的？这仍是一个谜团，有待进一步探索。

▶ 二、断指可以再生吗

断指再生在脊椎动物中极为罕见，人类肢体再生的能力已经丧失，四肢损伤以后，也不能像两栖动物那样形成新的胚基，再长出新的手足。但是已有科学研究报道（图 2-3），小鼠趾端存在与蝾螈再生类似的芽基细胞，而且小鼠趾端再生的信号通道和蝾螈有惊人的相似之处。研究团队采用细胞标记技术，在小鼠趾甲的基部发现了一种先前未知的"指（趾）甲干细胞"。正常情况下这些干细胞参与指（趾）甲生长，但发生截肢后便参与重建整个指（趾）尖。

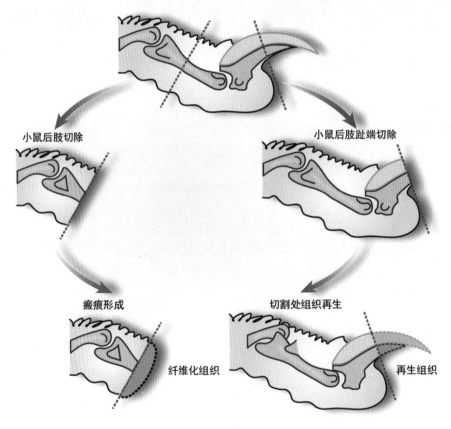

图 2-3　小鼠后肢趾端再生

人类的各个器官和系统比两栖动物复杂得多，能不能将两栖动物的断尾再生的机制，应用于人类器官损伤后的修复？小鼠趾端再生的线索引起了科学家的关注，人类的指甲末端是否也保留自我更新的干细胞？目前的研究距离实际应用还很遥远，但是通过两栖动物断尾再生和小鼠趾端再生的现象，逐步弄清楚再生组织细胞的特征，详细地描绘这些细胞是如何产生信号的、如何接收信号的、如何到达受损区域的，到了哪里又做了些什么，我们或许可以获得更多的线索。生物科技的飞速发展，为探索生命奥秘提供了新的方法，单细胞测序技术如虎添翼，科学家们采用单细胞测序的方法，将再生组织的多种细胞分离出来分别进行测序，结合单细胞的基因组学、转录组学和表观基因组学的分析，绘制器官再生的"细胞图谱"，从而发现再生组织细胞的线索。

知识卡：细胞图谱

细胞是生物体基本的结构和功能单位。但是，如何对细胞类型和细胞状态进行严格定义仍是我们面临的一个挑战。因为细胞时时处于动态变化之中，与我们所知的定义相差甚远。因此，由数据驱动的理论将可能重新定义我们的观念。"人类细胞图谱计划"（Human Cell Atlas Project）是一项大型国际合作项目，根据独特的分子信息（如基因表达）对所有人类细胞种类进行定义，并将这些信息与传统的细胞学表述（如位置和形态）相关联。再生医学研究可利用细胞图谱辅助研究者获取在细胞决定、分化、去分化等与器官再生关键进程中蕴含的大量信息。

组织器官再生需要细胞增多，填充修复损伤的组织和器官，前文提到的蝌蚪尾巴断裂之后发生的变化，科学家采用了单细胞的转录组学分析方法，发现再生组织细胞可以分泌多种蛋白质，包括成纤维细胞生长因子、骨形态发生蛋白、WNT 和 NOTCH 信号分子、转化生长因子等。这些因子促进蝌蚪再生组织细胞增殖和迁移到受损组织部位。科学家发现只有再生组织细胞可以分泌这些蛋白质，而其他类型的细胞则没有这种能力。

人们发现两栖动物存在再生整个器官和组织的能力，却随着生物的进化和演变而减弱或消失。目前很多研究都致力于讨论为什么如此神奇的潜力会被自然淘汰呢？大概有两种观点：第一种观点认为，大量的多能干细胞的产生与分裂可能会促使机体肿瘤的形成，所以被自然淘汰；第二种观点认为，两栖动物的断裂处组织再生是一个相对漫长的过程，高等脊椎动物受伤（组织受损）以后，在同类食物摄取的竞争中失去优势，没有那么长的时间进行组织再生，不如由结缔组织、免疫细胞及其产生的细胞因子导致的瘢痕愈合那样高效快速，所以大部分哺乳动物逐渐丧失了这种能力。

研究者通过观察蝾螈前肢再生的过程发现，在前肢切口附近有分化成熟组织细胞发生去分化，成为多能干细胞样的细胞，再参与蝾螈的前肢再生。也就是说，在蝾螈的前肢再生过程中，成熟细胞有一个去分化的过程（图 2-4）。

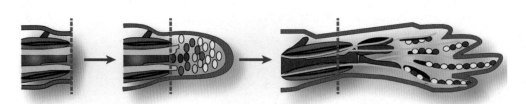

蝾螈前肢末端切断　　断端细胞去分化变为多能干细胞　　　　前肢组织修复再生

图 2-4　蝾螈前肢断肢再生过程

干细胞是有自我更新和多分化潜能的细胞，分化潜能也有高有低。细胞一般是由潜能高的状态向潜能低的状态分化，就如同从山上向下滚动的小球。去分化则是细胞分化的逆行过程，要求山下的小球爬向山上（图2-5）。这个过程在一些两栖动物中是自然发生的，但是哺乳动物失去了这种能力。无论器官再生潜能的消失是什么原因，哺乳动物分化成熟的体细胞缺乏去分化能力是器官再生受限最可能的原因，阻止哺乳动物器官再生的密码或许藏在细胞去分化的密林深处。

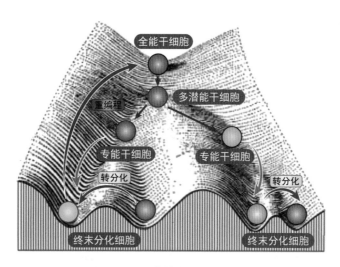

图2-5　细胞的分化与去分化

已有研究发现，如果给予适当的条件，哺乳动物细胞也能表现出部分去分化的能力。当蝾螈细胞与小鼠成肌细胞系的细胞融合（图2-6），形成混合肌管时，融合的异核体细胞核可接受血清刺激，重新进入细胞增殖周期；然而成肌细胞自身融合的同核体细胞没有重返细胞增殖周期的能力。很明显，蝾螈细胞可为哺乳动物细胞应答血清的刺激提供重要因子，还可引起哺乳动物细胞的去分化反应，逆转细胞分化状态，犹如逆拨细胞时钟。如果掌握了去分化的机制，就有可能用于修复受伤或者有缺陷的肢体。

融合细胞变化的基础在于细胞内的遗传物质 DNA，细胞内的 DNA 具备再生组织形成的"指示密码"。在人体发育和细胞分化的过程中，会激活一些基因，也会关闭一些基因。如果将基因比作房间，在细胞分化的过程中，有的房间打开了，有的房间锁起来了。DNA 的甲基化就是把锁，被锁上的基因会沉默。如果细胞要启动去分化过程，就要重新打开已经关闭房间的锁，打开这些房间

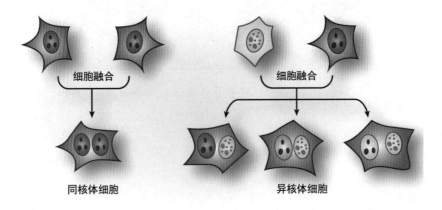

图 2-6　细胞融合

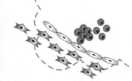

锁的钥匙在哪里？科学家们还在历尽千辛万苦去寻觅，日本科学家山中伸弥的成体细胞重编程获得的诱导性多能干细胞的研究已指出了前进的方向。显然，细胞去分化过程是再生的关键。目前，科学家们的工作便是找到这些"密码"，就像找到开启各个房间锁的"钥匙"，重新打开房门。通过对两栖动物器官再生机制的探索，有助于了解细胞去分化过程的有效调控和分子机制，这些相关的研究将对人类的再生医学有所启迪，揭开人类细胞内潜藏着的组织再生基因重新激活的面纱，挖掘细胞分化和去分化的潜在功能，实现人类器官再生的梦想。

▶ 五、可以将所需的组织和器官打印出来吗

我们已经讲述了利用人体自身细胞潜能的思路来寻找组织和器官再生的途径。另一个思路是采用人体的仿生材料，用人工材料来代替损伤的细胞、组织和器官，或者给细胞、组织提供支架，构建人工器官。组织工程支架就是一种仿生材料，为合适的细胞提供暂时性载体，在这种材料上生长的细胞称为种子细胞，这些组织支架支持种子细胞在体外培养、增殖及分化，并随种子细胞一起植入机体病变部位，形成新的与自身功能和形态相适应的组织或器官，达到修复损伤的组织或器官的目的。由于人类的每个个体存在多样性，差别较大，损伤的组织也各有不同，因此个性化的细胞组织打印技术，或称三维（3D）打印技术被广泛应用到生物医学领域。

近年，随着3D生物打印技术的发展，生物医用高分子材料可谓异军突起，成为发展最快的生物医学材料。从最开始仅仅利用现成的高聚物，发展到在分子水平上利用合成反应，设计具有特殊功能的高聚物，生物医用高分子材料进入了新的阶段。目前寻找具有主动诱导、

刺激人体损伤组织再生修复的生物活性材料成为热点。3D打印高分子材料需要经过特殊处理，还需要加入黏合剂或者光固化剂，且对材料的固化速度、固化收缩率等有很高的要求。不同的打印技术对材料的要求都不相同，但是都需要材料的成型过程快速精确。材料能否快速精确地成型直接关系到打印的成败。

人类不能像两栖动物那样进行损伤再生，肢体损伤造成的残疾严重影响生活质量。科学家们用仿生材料制作的人工假肢可以恢复肢体的部分功能，3D打印技术可以为患者量身设计出假肢的三维图形，最大化地适合患者的身体，精确地与患者的身体吻合，让患者佩戴的假肢更方便、舒适，甚至可以让人看不出来是假肢（图2-7）。

理想的假肢可根据外界条件的变化和患者的要求智能化地调整假肢系统的工作参数，使其工作可靠、运动自如，

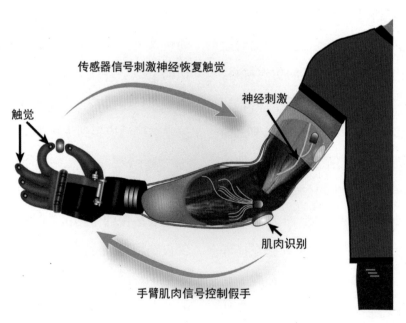

传感器信号刺激神经恢复触觉

神经刺激

触觉

肌肉识别

手臂肌肉信号控制假手

图2-7 人工智能假肢

知识卡：3D 生物打印技术

所谓 3D 生物打印技术是以计算机三维模型为"图纸"，通过装配特制的"生物墨水"，定制装配生物材料、活细胞和细胞因子等，最终制造出医学生物产品的新科技手段（图2-8）。随着相关技术的快速发展，3D 生物打印成为再生医学研究的热点领域。3D 生物打印技术的研究不仅包括骨骼、牙齿、人造肝脏、人造血管、药品制造等的实体制造，而且在国际上也开始将此技术用于器官模型的制造与手术分析策划、个性化组织工程支架材料和假体植入物的制造等方面。

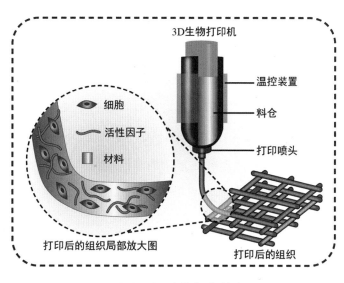

图 2-8　3D 生物打印技术

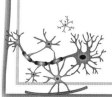

具有更好的仿生性。例如，膝关节假肢系统须保证截肢者不但能站立、行走、步态自然、与健侧对称，而且还须智能化判断路况，如楼梯、坡道、障碍物等确保安全。如德国制造的智能仿生腿整合计算机科学、仿生学、力学、机械学等一系列学科，不仅能实现代偿下肢站立、行走的功能，保证行走的稳定性、安全性和动态性，而且具有"思考"和反馈的功能，可以更好地配合人体的功能需求。瑞典和意大利科学家联合发明的与神经系统相连接的感受触觉的假肢，可将信息通过神经传递给大脑。未来人工智能器官可以弥补人类器官再生的缺憾，给肢体残疾的患者提供帮助。

▶ 六、人工智能对于破译器官再生的"密码"有哪些优势

器官再生的"密码"存在于遗传物质 DNA 中，生物体的 DNA 可以将创造人类个体所需的全部信息一起打包，并且在受精卵中指导个体发育。DNA 生成生命的信息指令就像是计算机的某种编程算法，它是以时间为顺序展开执行的一系列生物学指令，我们目前还不清楚它的运行方式。我们从了解细胞 DNA 编程语言的最小结构单元开始，致力于研究细胞自我聚集形成复杂的多细胞结构的程序规则。在识别这些规则的过程中需要借助计算机和人工智能（图 2-9），破译器官再生的"密码"。

人工智能探究器官再生的密码，将遗传信息、损伤程度、临床预测等工作交给机器，提高医生诊疗的工作效率，辅助手术干预和治疗的决策。对于医学生物学的研究，人类已经将人工智能应用于乳腺癌筛查中钼靶的诊断、T 淋巴细胞识别抗原、蛋白质的结构预测等方面，借助于人工智能，努力挖掘数据的特征和内在的联系。对于器官组织再生的研究，科学家们面临一系列问题，不仅有发育分化过程中的时间纬度，还有不同位置的细胞和组织的空间纬度；不仅是少数干细胞的迁移分化，而且还包括它们所处的环境，支持细胞以及它们之间的相互作用。

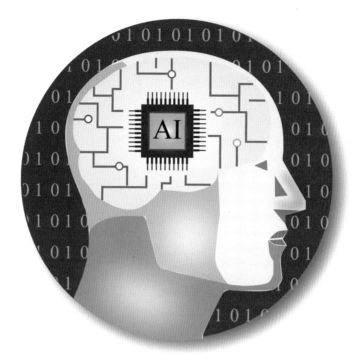

图 2-9 人工智能点燃生命科学的明灯

例如，动物肢体的再生不仅需要皮肤、肌肉和骨骼，还需要血管提供营养和各自的神经支配，与修复的组织形成一个整体。人类在研究这些问题时，产生了大量的数据，通过观察发现人类器官组织再生的"密码"，是一个数据量巨大的处理工程，涉及基因组、转录组、蛋白质翻译和修饰、大量的信号分子和错综复杂的信号通路；大量 DNA 微阵列数据、基因组测序数据、转录组测序数据、细胞代谢组数据、DNA 突变数据、蛋白质结构数据；这些数据具有多样性、复杂性、交互性，面对这样海量的大数据，人脑处理能力是有限的，或者说这些"大数据"已经超出了人类自身的认知和计算能力，需要引入计算机人工智能进行分类、识别和计算，突破人类自身认识上的局限性。人工智能在各领域展示的"神奇"，不断演示着机器的强大，打破了多个人类以前的认知。

从人工智能的出现到现在几十年的发展过程中，如何更好地让强大的机器服务于人类，是医学生物科学家和计算机专家共同面临和需要考虑的问题，人工智能和计算机是人类掌握的工具，参与人类的劳动，为人类的进步作出贡献。毫无疑问，人类是人工智能的主导，运用人工智能破译器官组织再生的"密码"，有望实现人类再生医学研究和应用的跨越。

第三章
皮之不存，毛将焉附——略知皮毛

▼

俗话说："皮之不存，毛将焉附。"皮肤作为人体最大的器官，覆盖于整个体表，具有非常重要的作用。首先，皮肤可以保护体内各种器官和组织免受外界环境中各种有害因素的侵袭；其次，还能防止组织内的各种营养物质、水分和电解质丢失，保持机体内环境的稳定。另外，皮肤还参与了体温调节、分泌与排泄等多种重要生理功能。

如果皮肤长期暴露于干燥、紫外线以及有毒物质等环境中，则可造成皮肤损伤，导致皮肤功能受损。受损的皮肤又会进一步引起皮肤老化、炎症、湿疹等多种皮肤疾病，造成皮肤损伤加重，进而形成恶性循环，使患者生活质量下降，甚至还会危及生命。因此，健康的皮肤对人类的生活甚至生存都具有极其重要的意义。尽管皮肤是人体内再生能力较强的器官，皮肤的破损、伤口等除启动血小板的凝血机制外，还会招募大量快速增殖的细胞参与伤口闭合，减少炎症和修复皮肤损伤的过程。但是在临床上面对严重烧伤、压疮、糖尿病引起的伤口不愈合和溃疡导致皮肤多层结构的破坏时，常规治疗只能通过手术移植皮肤。

随着再生医学领域和干细胞技术突飞猛进的发展，科学家们正在探究皮肤再生的秘密，努力寻找避免复杂的手术过程而获得完美修复的皮肤组织，告别伤痕累累的昨天！那么，就让我们一起来探访一下皮肤的神奇世界吧。

在讨论皮屑之前，我们先来看一种肉眼不易看见的微型害虫——螨虫。螨虫是一类体型微小的动物（图 3-1），属于节肢动物门，蛛形纲，广腹亚纲，大小一般在 0.5 毫米左右，有些甚至可以小到 0.1 毫米，全球已发现的螨虫种类多达 5 万多种。螨虫就像人们日常生活中的贴身侍从，无所不在，广泛分布于家里的地毯、沙发、被褥、坐垫、床垫、枕芯和毛绒玩具等很多地方。

调查表明，很多人都会被螨虫感染，其中以尘螨为主。它们繁殖迅速，生长快。尘螨的尸体、分泌物和排泄物都是常见的致病变应原，可使人出现变应性皮炎、哮喘、支气管炎、变应性鼻炎等疾病，严重危害人体健康（图 3-2）。所以，我们一定要注意皮肤卫生，并及时清理家中的螨虫，以免被螨虫感染。

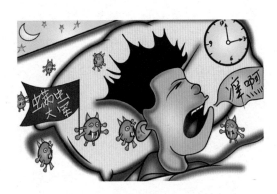

图 3-2　无处不在的微型害虫——螨虫

螨虫生存需要有适宜的条件，60%~80% 的相对湿度和 20~30 ℃的温度最为适宜。螨虫爱吃什么呢？原来螨虫是以人脱落的皮屑为食！那么，皮屑是从哪里来的呢？这就需要我们去了解一下皮肤的结构、组成和代谢过程了。

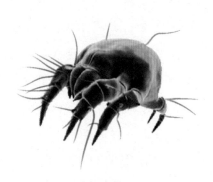

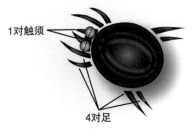

1对触须

4对足

图 3-1　螨虫

皮肤由表皮、真皮和皮下组织三层构成，并含有皮肤附属器官（汗腺、皮脂腺、指甲、趾甲）以及血管、淋巴管、神经和肌肉等。表皮位于皮肤最外层，厚 0.2 毫米，由内向外依次分为基底层细胞、棘层细胞、颗粒层细胞、透明层细胞和角质层细胞五大类，总计约有 30 层细胞（图 3-3）。这些细胞通常处于不断的动态变迁过程中。基底层细胞位于表皮最内层的基底膜上，包括表皮干细胞和黑色素细胞等。表皮干细胞是一种重要的成体干细胞，其中大约有 10％的基底层细胞为表皮干细胞。黑色素细胞来源于神经嵴，占整个基底层细

胞的 4％～ 10％，产生黑色素，决定着皮肤颜色。由于基底膜位于表皮最内层，因此，基底膜也就成为了表皮层与真皮层之间的分界线。在正常的生理情况下，表皮角质层细胞不断脱落，基底层表皮干细胞不断分裂增殖，分化成熟的表皮各层细胞逐渐地向皮肤表面推移，保持着动态平衡；而当皮肤受到物理、化学及生物等因素的刺激时，表皮干细胞大量激活，迅速增殖分化为表皮中的各种细胞成分，以补充受损脱落的皮肤细胞，维持表皮的正常结构。

基底膜是表皮层与真皮层之间的分

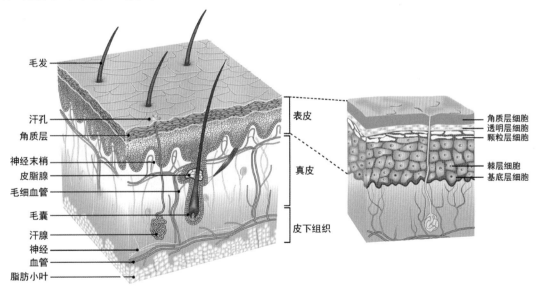

图 3-3　皮肤的结构

界，在基底膜以下即为真皮层，其厚度约为0.2厘米，主要包括胶原纤维、弹性纤维和网状纤维等纤维蛋白，以及汗腺、皮脂腺、毛囊、神经、血管等组织结构。其中毛囊和汗腺的开口均位于表皮。真皮层以下为皮下组织，由疏松结缔组织和脂肪小叶构成，上接真皮，下与筋膜、肌肉腱膜或骨膜相连。由于其富含脂肪细胞，使得皮肤具有一定的移动性。此外，皮下组织还很容易受到外伤、缺血，特别是邻近炎症等的影响，从而引起组织变性，甚至坏死。

现在，我们明白了皮肤的结构与组成，接下来再来了解一下皮肤的代谢过程吧！看看皮屑是如何产生的。

表皮干细胞主要附着于表皮基底膜上，具有无限分裂和分化潜能，是一类可增殖分化为表皮中各种功能细胞的细胞。当表皮干细胞分裂时，细胞向表层推移，逐渐分化为棘层细胞、颗粒层细胞、透明层细胞，并最终分化为成熟的角质层细胞，从皮肤表面脱落，即形成了我们所说的皮屑。这是表皮细胞的正常代谢过程，这一过程被称为角质化，代谢周期大约为28天。以人的前臂皮肤为例，每平方厘米的表皮在每小时会有大约1 300个的角质层细胞脱落，形成皮屑。由此可知，皮屑本质上是人体表皮细胞新陈代谢的产物。如果表皮形成过快或正常角化过程受到干扰，就会形成干燥或者油腻的角质细胞层堆积，形成大小、厚薄、形态不一的病理性皮屑，常见的有银屑病、鱼鳞病、剥脱性皮炎、脂溢性皮炎、玫瑰糠疹等皮肤疾病。其实，角质层是由10多层没有细胞核的死亡细胞组成的，覆盖于皮肤表面，构成皮肤的物理屏障，保护皮下组织，防止皮下组织遭受感染，角质层还具有吸收水分、保持皮肤湿润的作用。

▶ 二、皮肤会越来越薄吗

我们的皮肤每天都会有皮屑脱落，那么，每天会脱落多少皮屑呢？科学家们估计，人体由 10 万亿个细胞组成，皮肤质量约占人体质量的 16%，推测人体的皮肤细胞大约有 1.6 万亿个。每小时大概有 4 万个表皮细胞脱落，一天中就可能失去近百万个皮肤细胞，一年中脱落的皮肤细胞可能会高达数千克。脱落的皮屑主要是老化的角质细胞。皮肤的表皮角质层细胞是通过角化桥粒（corneo-desmosomes）结构维系角质层细胞间的紧密连接。角化桥粒主要由角化桥粒蛋白、桥粒芯糖蛋白-1 和桥粒糖蛋白-1 构成。表皮层水解酶降解角化桥粒的代谢是受到严格调控的，以确保角质层细胞脱落时，脱落细胞下层的细胞已经移至皮肤表层。老化的角质层细胞从皮肤表面有序分离和脱落的过程称为脱屑（图 3-4）。

人体每天脱落如此大量的皮屑，那我们的皮肤会不会越来越薄了呢？毕竟这些皮屑都曾经是组成我们表皮的细胞啊！

面对这个问题，我们完全不用担心。我们已经知道，附着于表皮基底膜上的基底细胞是表皮干细胞，具有无限分裂、增殖和分化能力。由表皮干细胞分裂产生的新生皮肤细胞逐渐向表皮层分化，到达最顶部后角质化而成为角质细胞层，并最终从表皮层脱落，死亡的角质细胞迅速被下面新生的角质细胞所取代。这样，脱落的皮屑就可以得到源源不断的补充，所以并不会因为每日脱落大量的皮屑而导致皮肤变薄了。另外，新生细胞大约需要 28 天的时间从基底层到达皮肤表层。所以，从今天开始，28 天之后的皮肤与现在相比就是全新的啦！可谓"一月一枯荣"呀！但是老年人没有那么幸运，50 岁以上的人表皮更新则需要大约 37 天。

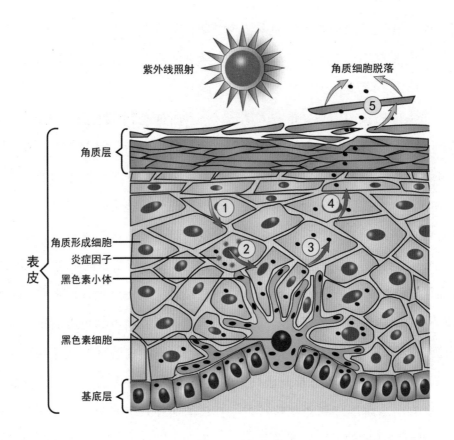

紫外线照射

角质细胞脱落

角质层

角质形成细胞
炎症因子
黑色素小体

黑色素细胞

基底层

表皮

图 3-4　角质细胞脱落

①～⑤代表紫外线照射促进黑色素合成增加及角质细胞脱落的过程。

随着年龄的增长，无论谁都会经历衰老过程，皮肤衰老是不可避免的。谈论皮肤衰老有一个显而易见的问题，就是为什么老年人的皮肤看起来确实比较薄呢？人步入中老年以后，皮肤的结构和功能会发生一系列的衰老改变，并且随着年龄的增长而日渐明显（图3-5）。究其原因，主要是因为位于表皮基底膜上的表皮干细胞，其数量与活力并不是一直都处于旺盛状态，而是随着年龄的增长而逐渐降低的。与年轻时的表皮干细胞相比，80岁时其数量与活力只剩下20%，而到90岁时就只有10%了。正是由于表皮干细胞数量与活力的降低，导致了皮肤各层细胞代谢更新的速度减慢，细胞数目减少，细胞体积变小，角质层细胞过度角化，表现出皮肤萎缩等明显的衰老特征。此外，毛囊、汗腺、皮脂腺等皮肤的附属器官也会发生不同程度的萎缩，汗腺、皮脂腺分泌减少，使皮肤变得干燥无华，更容易脱屑，进一步加速了皮肤老化的过程。老年人皮肤功能降低，易发生受热中暑、受凉感冒。皮肤的反应性减退，易受损伤，易被病原微生物感染。

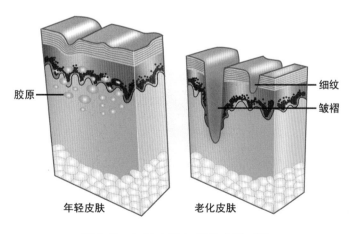

图 3-5　年轻皮肤与老化皮肤对比

皮肤表皮干细胞不断地分裂、增殖、分化、移行变为角质细胞脱落，周而复始地进行自我更新，维持皮肤的动态平衡。当皮肤损伤时，表皮干细胞增殖和分化，补充被清除的损伤细胞是至关重要的。但随着年龄的增长，干细胞的耗竭和衰老细胞的积累，表皮干细胞的活性逐渐下降，造成皮肤衰老，这是以往人们对皮肤衰老的共识。皮肤为什么会"慢慢地变老"？

知识卡：皮肤衰老的新说法

最新研究发现，一种胶原蛋白COL17A1驱动干细胞间竞争，维持皮肤的年轻状态。COL17A1的表达随年龄的增长而下降，使驱动干细胞竞争的能力下降，导致皮肤老化。该研究发现，胶原蛋白COL17A1表达较高的干细胞以半桥粒结构锚定于表皮的基底层，对称分裂，将邻近COL17A1表达较低的细胞排挤出去，以竞争的方式维持皮肤的持续更新，结构完整（图3-6）。因此，年龄因素、紫外线照射等可使皮肤的干细胞中的COL17A1表达下降而惨遭排挤，皮肤随之老化。该研究中，科学家们还挖掘出维持皮肤干细胞表达COL17A1的药物可促进皮肤伤口愈合和减少皮肤老化。表皮基底层胶原蛋白COL17A1高表达的干细胞作为一种具有竞争能力的皮肤干细胞，对皮肤损伤再生和维持正常皮肤组织结构是至关重要的。

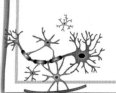

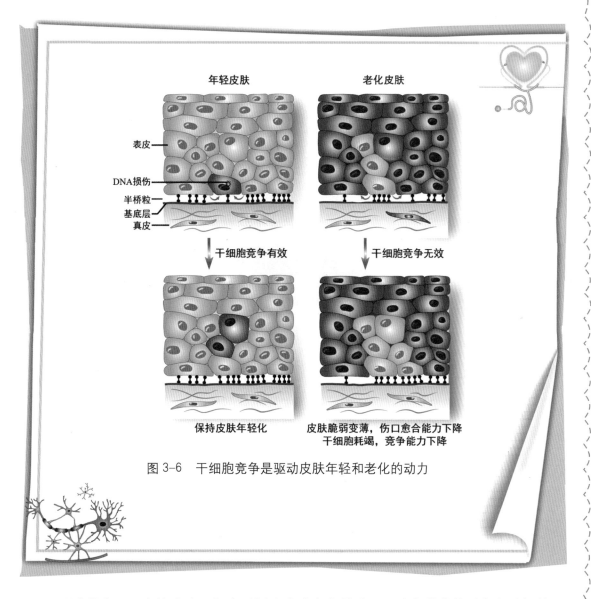

图 3-6 干细胞竞争是驱动皮肤年轻和老化的动力

"爱美之心，人皆有之。"为了阻止皮肤衰老的进程，除各类化妆品争相斗妍外，各种细胞营养因子粉墨登场，各类干细胞的皮下注射也屡见不鲜。但是干细胞能改变皮肤衰老的状态吗？在皮肤大面积缺损的临床治疗方面，皮肤干细胞确实可促进皮肤的再生，抑制瘢痕的形成。然而，皮肤干细胞或其他类型的干细胞真的能逆转时间，使衰老的皮肤"返老还童"吗？研究还在继续，科学家们从来就没有停下前进的步伐！

人类的皮肤是终生不断更新的器官，如同我们上面已经描述过的，在表皮基底膜上的表皮干细胞，具有无限增殖和分化潜能，可分化为表皮中各种功能细胞，维持皮肤表皮细胞不断更新和表皮组织的完整性。近年研究发现，基底膜上实际存在两种皮肤干细胞：一种是K14$^+$标志的长寿命的休眠干细胞；另一种是K14$^+$和Inv$^+$双标志的活跃状态干细胞，即清醒的皮肤干细胞。这两种细胞在增殖、表皮修复和基因表达谱上都有差异。休眠干细胞分裂速度很慢，能形成活跃状态干细胞，维持表皮组织的完整性。活跃状态干细胞分裂增殖速度比较快，具有短期修复能力。在正常生理情况下，休眠干细胞和活跃状态干细胞可根据表皮的功能在休眠期和活动期之间切换，使表皮具有基本的自我更新和快速修复两种功能（图3-7）。这项研究引发了科学家们的遐想，当皮肤损伤的时候，哪些因子决定这两种细胞的命运？哪些细胞信号通路调控休眠干细胞从休眠状态醒过来进入活跃期？对唤醒休眠的皮肤干细胞参与修复损伤的皮肤深入研究可促进皮肤进行再生的临床应用。

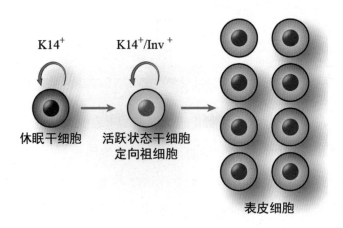

图3-7　表皮组织自我更新的模式

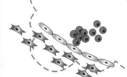

▶ 五、皮肤能防水吗

皮肤是人体的天然防护外衣，是最直接与外界接触的器官，是人与自然之间的第一道屏障，对人体具有非常重要的保护作用。如果失去了皮肤的保护，人会怎样呢？答案是：人会迅速因为脱水而死亡。那么，皮肤是如何保护人体避免脱水的呢？

我们知道，皮肤最外面是很多层紧密连接的角质化上皮细胞，可以使我们的表面变得坚固，不仅可以保护我们避免外界各种有害因素的损伤，还具有防水作用，防止水分进出，形成防水屏障。瑞典卡罗林斯卡医学院的研究者们还有一个惊人的发现。他们从5名志愿者前臂上取下一层皮肤，在−180℃的环境下，制备超薄切片，在电子显微镜下观察发现，角质层细胞间的脂质和脂质分子在皮肤的防水过程中具有重要的作用。表皮脂质包括游离脂肪酸、神经酰胺和胆固醇。脂质分子有一个亲水头部和两个疏水尾部。通常，疏水尾部指向同一方

向，使脂质分子呈发卡状结构。与人体其他部位的细胞一样，表皮角质层细胞的脂质分子之间形成脂质双分子层结构，亲水头部向外，疏水尾部向内（图3-8）。但角质层细胞的脂质分子向外张开，堆叠在一起，形成比普通双分子层更为紧密的结构。这种独特的脂质双层结构可以防止水分子由内向外或由外向内通过，只有毛孔部位除外。

除角质层之外，在皮肤表皮层中还有一层在防水过程中也起到极其重要作用的细胞层——透明层细胞。透明层细胞是由颗粒层细胞转化而来，细胞排列紧密，细胞核退化消失，细胞质中透明角质颗粒因液化而透明，折光性强。在较薄的表皮中透明层细胞也会稍薄一些，而在手掌、足底皮肤中非常明显。透明层细胞能够防止体内、体外的水分和电解质透过，起到保护作用，使皮肤有光泽。因此，表皮层的角质细胞和透明层细胞及表皮脂质分子共同构成通透性屏障。

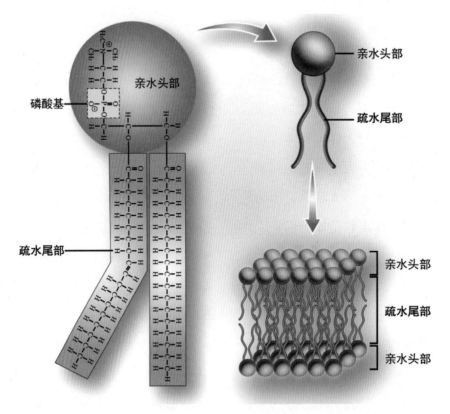

亲水头部

磷酸基

疏水尾部

亲水头部

疏水尾部

亲水头部

疏水尾部

亲水头部

图3-8　脂质双分子层结构

▶ 六、手泡水时间长了为什么会起皱褶

　　日常生活中我们都会注意到当双手长时间浸泡在水里，手指的皮肤便出现了不同程度的皱褶（图3-9）。这是为什么呢？也许我们会想到，手掌侧的表皮细胞的角质层和透明层细胞是无细胞核的死细胞，而且细胞之间，以及表皮与真皮之间仍存在完全或非完全的连接。当皮肤吸入水时，某些部位充盈，而某些部位被绑缚呈

凹陷状，形成皮肤皱褶。除此以外，还有表皮层细胞具有半透膜特性或毛细现象等说法。然而，医生看到的临床现象和科学研究的发现表明，水引起的皮肤皱褶原因并非如此。

最早在 20 世纪 30 年代，临床医生就描述了正中神经（控制手掌侧皮肤的神经）麻痹症的患者水浸泡患侧手，手指掌侧不会出现皱褶的现象，认为神经系统在皱褶形成中起着主要作用。正中神经内包含支配内脏运动的神经，支配手指掌侧皮肤血管收缩。手指和脚趾掌侧皮肤的特点是无毛囊，丰富的动脉和静脉分支与汗腺吻合。当手浸入水时，手指皮肤汗腺血管进水引起电解质紊乱，诱导神经兴奋，支配血管收缩，引起皮肤皱褶。另外，进化论的观点认为，在水中和潮湿环境下，增大手掌皮肤皱褶可增加手的摩擦力，有利于抓持物体，这是一种特殊进化的结果。

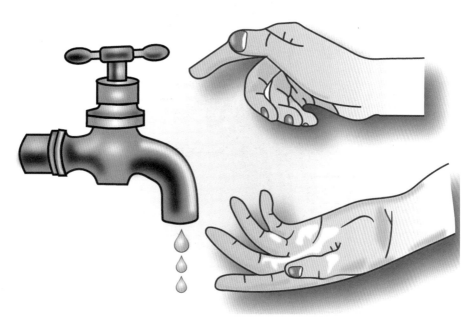

图 3-9　水引起的皮肤皱褶

七、脱发是怎么回事

正常情况下，梳头和洗头时常常出现脱落的头发，一般每人每日可脱落 60 ～ 80 根头发。这是因为已处于休止期尚未脱落的毛发受牵拉而脱落。但是如果一个人每天脱落的毛发超过 100 根，从而引起头发稀疏，就是一种病态了，称为脱发。脱发到底是什么原因造成的呢？让我们先一起了解头发的结构。

毛囊是皮肤的重要附属结构（图 3-10）。毛囊是围绕毛发的管状囊样结构，由表皮向下凹陷，深入真皮而成。它由上皮成分和真皮成分组成。上皮成分包括内毛

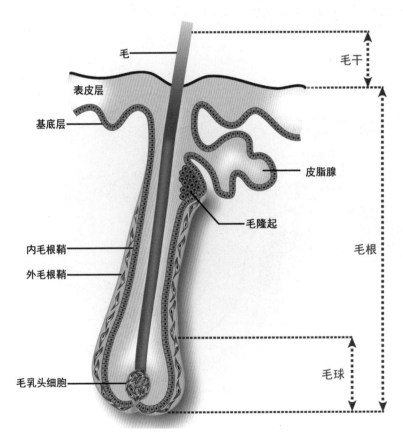

图 3-10　毛囊的结构

根鞘和外毛根鞘，真皮成分包括毛球和结缔组织毛囊。在毛囊上部，有一处由外毛根鞘形成的明显突起，即毛隆起。毛囊干细胞就定位于此，是未分化的原始干细胞，且有多种明确的分子标志物。毛囊干细胞具有成体干细胞的自我更新和多分化潜能的共同特性。

正常生理状态下，毛囊具有自我更新和周期性生长的特点，这与定位于毛球部的毛乳头细胞密切相关，它在毛囊发育以及出生后毛囊周期生长过程中都发挥着重要的诱导作用。出生后毛囊的生长具有周期性，即毛囊周期，包括生长期、退化期、休止期和新生期，新生期也叫做脱落期（图3-11）。在出生后毛囊的周期性生长过程中，毛乳头细胞起着重要的作用。随着周期的交替，位于毛囊基底部的毛乳头细胞不断地为毛囊的生长和分化提供必需的信号因子。在休止期末，毛乳头细胞诱导毛囊干细胞迁移至毛球部，并接受毛乳头细胞的信号而激活，启动毛囊进入新一轮的毛囊周期。毛发生长并不是像军队走正步，统一步伐，毛囊周期分布在各个生长周期。新老毛发更替几乎无法被察觉。

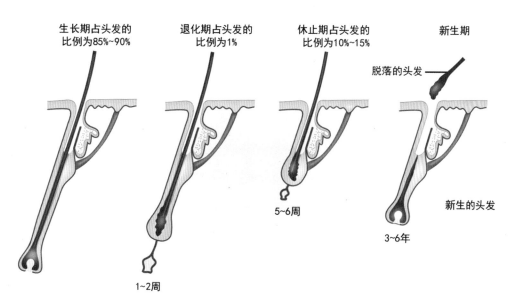

生长期占头发的
比例为85%~90%

退化期占头发的
比例为1%

休止期占头发的
比例为10%~15%

新生期

脱落的头发

5~6周

3~6年

新生的头发

1~2周

图3-11 毛囊周期

毛囊是一种皮肤附属器官，其结构的完整不仅为机体新陈代谢所需，同时对于人的外表美观都有着重要意义。我们明白了毛发再生的过程，就能很清楚地知道毛发的脱落再生是与毛乳头细胞及毛囊干细胞相关的。

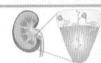

知识卡：雄激素性脱发

我们在生活中会常常看到很多人年纪轻轻就发生了脱发的现象，而发生脱发的人群中绝大多数都是男性，这又是什么原因呢？

原来，我们最常见的脱发类型叫雄激素性脱发，是一种多基因遗传性疾病，主要发生在20岁以上的男性，表现为前额两侧头发变得纤细而稀疏。科学家们对患有雄激素性脱发患者的毛乳头细胞进行了研究，发现雄激素可进入患者毛乳头细胞核，在核内与雄激素受体结合，引起DNA的转录和蛋白质合成改变，进而抑制毛囊的生长，发生脱发。

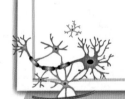

人们普遍认为，脱发的可能性会随着年龄的增长而增加，不同平均年龄段的群体头发稀疏程度是不同的，男、女性的脱发模式有别，通常称为"男性模式秃顶"和"女性模式脱发"，或其他脱发模式，统称为衰老性脱发，不包括遗传性脱发。科学家们研究头发为什么会随着年龄的增长而变细，结果表明，与年龄相关的 DNA 损伤会触发 COL17A1 胶原蛋白的水平下降，影响了毛囊干细胞的生长周期，这解释了人类年龄导致的头发稀疏和脱发的原因，与我们之前讲述的皮肤衰老异曲同工。总之，毛发通过激活的毛囊干细胞进行自我更新，以维持毛发的周期性再生。随年龄增长，毛囊干细胞的老化是由 DNA 损伤引起的 COL17A1 胶原蛋白水解。一旦老化的毛囊干细胞在毛发生长周期中被激活，它们就丢失了干细胞的特性和状态，最终分化为表皮角质层细胞，然后从皮肤表面消失（图 3-12）。

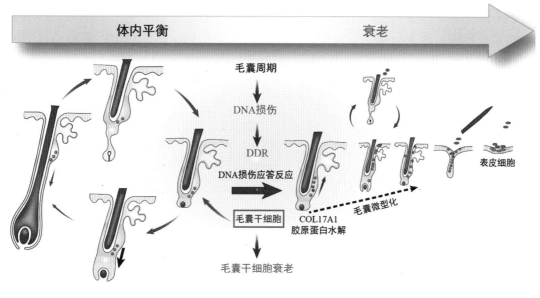

图 3-12　衰老性脱发机制

八、人真的会一夜白头吗

除脱发之外，还有另外一个令人棘手的问题，那就是白发。相信大家都会发现，身边很多人会产生白发，甚至过早地出现"白了少年头"。那么，白发是由什么原因引起的呢？会不会出现传说中一夜白头的现象呢？为解决这个问题，首先我们来了解一下头发是如何变黑的。

头发的颜色是由毛皮质中黑色素颗粒的种类和数量所决定的，毛皮质中的黑色素颗粒在头发生长时期由毛球中的黑色素细胞产生并进入毛皮质内，分布于毛皮质外缘。电子显微镜下可观察到黑色素颗粒像一串串珍珠排列于毛皮质上。黑色素颗粒有真黑素与褐黑素颗粒两种，在许多人的头发中常混有两种色素颗粒。真黑素颗粒为深色素，呈卵圆形，形态一致，边缘清楚，多见于黑发及浅黑发中。褐黑素颗粒是浅色素，形状较小，部分呈卵圆形，部分为棒状，多见于黄发及红发，而红发中几乎全部为褐黑素颗粒。

黑色素颗粒的多少决定了头发的颜色呈黄色、棕色、红色、黑色、灰色或白色等。灰发中只含很少的黑色素颗粒，分散在整根头发中。白发则完全不含黑色素颗粒，其白色只是由于其反射光线而形成的视觉效果。无黑色素颗粒的头发在其生长之初看起来为黄色，以后才转变为白色。头发的颜色由黑变灰、再变白，是由于发根毛球中黑色素细胞功能逐渐减退，产生的黑色素颗粒逐渐减少所致。人从35岁开始，随着年龄的增长，毛发色素细胞便开始衰退。黑色素颗粒的产生会逐渐减少，头发会逐渐变白。当衰退到完全不能产生黑色素颗粒时，头发就完全变白了。所以，头发从黑变灰、再变白是一个逐渐发展的过程，而且，已经生成的黑色头发中含有黑色素颗粒，是不会变白的。

那么头发一夜变白是真的吗？传说玛丽·安托瓦内特（Marie Antoinette，法国国王路易十六的王后）在上断头台之前头发一夜变白。来自哈佛大学的一项新的小鼠研究得出结论，压力导致交感神经过度活化，从而导致黑色小鼠毛发褪色，类似于人类的头发变白。这项研究中采用疼痛（注射辣椒素类似物的伤害性应激）、束缚应激和心理压力（如笼倾斜、隔离、快速的明暗变化）3种不同的应激模型，发现黑色小鼠不管经历哪种类型的压力，都会使新长出的体毛由黑色变成灰色，再由灰色变成白色（图3-13）。研究者们进一步分析小鼠毛囊的各种细胞发现，应激

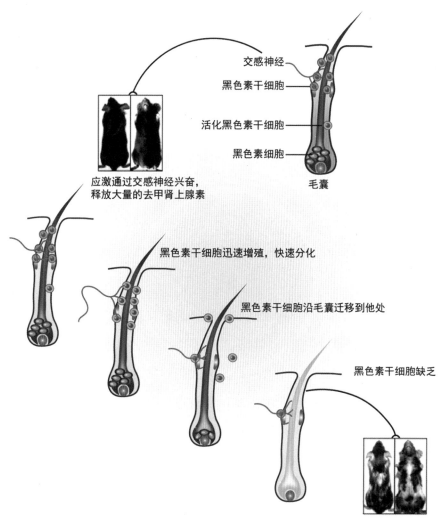

图 3-13　解开压力引起白发的谜团

过程中毛囊黑色素细胞没有受到干扰，黑色素合成是正常的。但是黑色素干细胞数量快速减少，相当于黑色素细胞的"库存量"减少，分化出的黑色素细胞也越来越少，新长出的毛就"没墨"了。研究者进一步发现，大脑感知压力后，通过交感神经（内脏运动神经）把信号迅速传递到全身，如考试前的过度紧张会感觉到心跳加快、呼吸急促、手心出汗，甚至腹泻。而交感神经就像丝带一样缠绕着毛囊，交感神经应激状态下过度兴奋，释放大量的兴奋性神经递质去甲肾上腺素，原本保持静息状态的黑色素干细胞迅速增殖，快速分化，并沿着毛囊迁移到他处，导致黑色素细胞的库存量不可逆转地枯竭了，黑色小鼠的毛就开始变白了。另外，压力与色素产生细胞之间可能存在进化关系，章鱼和墨鱼等软体动物有复杂的着色系统，神经活动控制色素产生细胞的活动，允许它们快速应变，对捕食者或多种威胁做出快速反应。看来"头发一夜变白"是真的！

▶ 九、皮毛还能重建吗

皮肤是人体最大的器官。皮肤及其附属器官的存在对维持人类的生存具有重要意义。皮肤的严重损伤甚至缺失，不仅影响美观，而且会引起患者生活质量下降。目前针对烧、烫伤等皮肤组织缺损，主要的修复方式仍然是自体皮肤移植，但由于供皮区的缺乏，给皮肤创面修复带来极大的困难。真正意义上的组织工程皮肤是指由种子细胞和支架材料在体外三维构建培养，构成皮肤替代物。人工皮肤还有仅由细胞组成，或仅由支架材料组成的组织工程化皮肤。除此之外，还有组织工程化表皮、组织工程化真皮、细胞膜片、细胞悬液、人源性皮肤支架材料等。

存在于皮肤的表皮干细胞和毛囊干细胞均具有自我增殖及多向分化潜能，是维持整个皮肤组织及毛囊周期稳态的基础，也是皮肤发生、修复与重建的关键。因此，皮肤干细胞的研究，为将来的功能性皮肤修复和毛囊附属器形成带来极大的希望。例如，我国科学家利用自体的诱导性多能干细胞来源的黑色素细胞治疗黑色素细胞数量减少或功能缺失引起色素脱失性疾病白癜风。诱导性多能干细胞定向分化和动物试验诸多方面都有所突破，有待进一步临床转化，应用于临床治疗。

随着 3D 生物打印技术日臻成熟，科学家们已经能制造出具有与天然人体皮肤相似的解剖结构和生化特性的人造皮肤，可应用于皮肤的药物和化妆品的研发（图 3-14）。科学家们正在努力探索，正在向皮肤大面积缺损的修复治疗进军。

3D 生物打印技术能够力挽狂澜治疗脱发吗？科学家们已经在研发 3D 生物打印毛囊"头发工厂"。这个工厂打印采用的"生物墨水"中除成纤维细胞外，还包含对毛囊形态发生和维持生长的支持细胞，高度特化的间充质细胞——乳头状细胞栽种到适合毛囊生长的"花盆"中，打破毛囊细胞的"休眠状态"，促

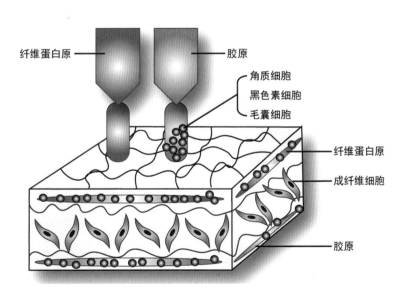

图 3-14　3D 生物打印人造仿生皮肤

进毛囊细胞的生长。利用 3D 生物打印技术的独特功能，勾画出"头发工厂"的网格图案，重现人类毛囊微环境中细胞的三维结构，生产大量的人类毛囊（图 3-15），将这些人造毛囊移植给小鼠，在小鼠身上培育出人类的毛囊组织。这不是科学幻想大片，是再生医学推动现代组织工程技术的发展和应用。

我们相信，随着科学技术的迅猛发展，在不久的将来，我们就能够看到具有完整皮肤功能的组织工程皮肤应用于临床，最终达到真正的"皮之不存，毛亦附之"。

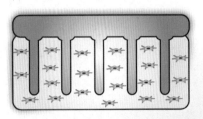

1.3D生物打印模拟自然生长微环境的塑料模型

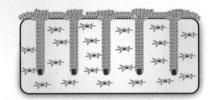

3.接种高度特化的间充质细胞——乳头状细胞(DPC)

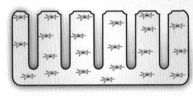

2.胶原和成纤维细胞(FB)构成的网格微孔结构

4.乳头状细胞形成多种毛囊角质细胞(KC)

图 3-15　使用 3D 生物打印模具培养人类毛囊的新方法

第四章
脱胎换"骨"——骨和关节的重塑

▼

提到"脱胎换骨"这个成语，大家都不会感到陌生。它原来的意思为道教修炼用语，指修道者得道，就脱凡胎而成圣胎，换凡骨而为仙骨。现在多用来隐喻人获得二次生命。不知道早期的电影《脱胎换骨》，你看过没有？那么在现实生活中，如果我们的骨骼受伤后，是否真能"脱胎换骨"，进而获得重生？

当我们的骨或关节受到某个方向的冲击力，承受了超过它们所能够承受的力量极限，如受到挤压、顿挫等力量，导致关节的骨组织以及关节周围肌肉、肌腱、韧带等超负荷，产生复合性损伤，也称为骨关节损伤。随着现代化进程的发展，造成骨关节复合性损伤、多发性损伤和严重开放性损伤的机会显著增多，外伤患者的病情也更加复杂多变。

骨损伤后如何进行治疗呢？复位、固定、愈合是骨折治疗三部曲。骨折固定治疗分为两种，一种是外固定治疗，使用外固定支具、夹板、铝板、石膏等固定手段；另一种是内固定治疗，需要通过手术的方式将皮肤组织切开，将固定物植入身体内部，或者将固定器材钻入骨骼内部，起到固定作用。近年微创骨折固定技术已进入临床试验阶段，使骨损伤患者临床治愈在更快、更好、更安全的基础上多了一个选择。伴随肿瘤治疗有效性的大大提高，恶性肿瘤引起的骨关节损伤也是骨科面临的难题之一，现有的治疗方法往往达不到预期效果，新兴的再生医学的发展将为骨重建提供可行的治疗手段。

▶ 一、为什么人体"身轻如燕"

骨骼构成人体的支架，是人体坚硬的组织，其功能是支撑身体、保护内脏器官、参与运动。成人有 206 块骨，骨与骨之间形成关节和韧带连接，是人体运动系统的重要组成部分。骨重量大约占体重的 14%。骨是如何做到既能支持身体，又能使人体"身轻如燕"，让舞者翩翩起舞的呢？

先让我们看一个鱼肋骨煅烧和脱钙的小实验。用镊子夹住一段鱼肋骨，放在酒精灯上煅烧，可观察到骨的颜色由黑变红，再变成灰白的变化。待骨变得灰白时，将酒精灯移开，轻轻地敲打这根煅烧的肋骨，脆硬易碎。将另一根鱼肋骨浸入试管里质量分数为 10% 的盐酸中，15 分钟左右，可观察到骨的周围有气泡产生，这是骨内的无机盐和盐酸反应产生的二氧化碳气泡。用镊子夹出鱼肋骨清水漂洗，骨已经变得很柔软，可将这根肋骨弯曲或打成结。该实验说明，

骨主要由无机物和有机物两种成分组成，使骨既有一定的硬度，又有一定的弹性。人类骨骼中最坚实的部分是由骨细胞、矿物质和胶原物质组成。骨骼内的这些物质的连接方式及相互之间的空隙使得骨既坚固、轻盈又有弹性和柔韧性。骨骼中的胶原物质使骨能够承受一定的压力或冲击。骨是由坚硬的骨密质外壳和蜂巢状的骨松质构成坚固而轻盈的结构。骨组织还包括骨膜、骨髓、神经、血管和软骨。骨髓腔内有黄骨髓和红骨髓，红骨髓参与造血功能（图 4-1）。骨骼中空而外实，且柔韧，轻盈而坚实，是支撑身体随意活动的最重要的器官。

那么骨骼是如何支撑身体又使人体运动迅速、敏捷的呢？这是因为人体骨与骨之间呈多种多样、形态各异的连接，在肌肉、神经和血管协同作用下完成运动功能。

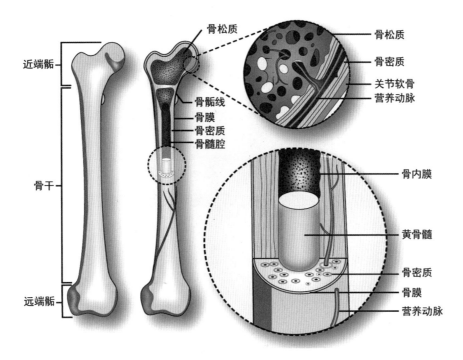

图 4-1　骨的结构

▶ 二、骨折后骨头如何愈合

由直接或间接外力导致骨结构的连续性完全断裂的完全性骨折，骨质碎片 3 块以上，称为粉碎性骨折，属于非常严重的骨折类型。粉碎性骨折，骨折碎块数量较多，复位难度大，复位后骨的稳定性较差，治疗效果欠佳。如果是开放性骨折，感染风险高，骨折不愈合的发生率较高，治疗不当可能会有后遗症。尽管如此，因为骨是修复再生能力很强的组织，粉碎性骨折后，通过科学的治疗和护理，破碎骨块是能够愈合的。然而，针对复杂创伤性、病理性（骨质疏松症等）以及生理性（如年龄、性别、感染等）骨吸收所引起的骨缺损，仍然是当前骨科治疗骨损伤修复再生所面临的一个重要挑战，也是一个全球性的难题。

骨折的损伤修复过程是一系列生理性的、有序的、受全身和局部因子调控的愈合过程，也是分子和细胞水平的事件瀑布式、程序性发生的特殊过程，与其他组织器官修复、结缔组织参与形成纤维瘢痕的结果不一样，骨损伤修复过程的最终结果是形成新骨，而不是瘢痕。骨折愈合过程经历血肿期、炎症期、血管生成期、软骨及骨形成期和骨重塑期（图4-2）。

在骨折愈合的各个时期，干细胞迁移及分化、细胞外基质形成和骨生成诱导因子是参与促进定向骨分化的三大要素。骨折发生如同战前司令部发出的命令，各路部队在骨折损伤部位集结，有来自骨膜的骨母（祖）细胞、成骨细胞、破骨细胞，有来自骨髓的未分化的多能间充质干细胞，有来自血管的内皮祖细胞和内皮细胞，还有来自损伤部位周围软组织的基质细胞等共同参与骨痂形成的大战，重演胚胎发生时期间充质干细胞参与骨发生的历程。然而这次战役并非干细胞孤军奋战，而是全身各系统犹如联勤保障部队全力配合协作，如固定复位、健康状况（营养不良、糖尿病等基础病的治疗）保障、清创、抗感染、功能锻炼等。

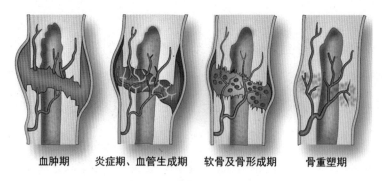

血肿期　　炎症期、血管生成期　　软骨及骨形成期　　骨重塑期

图4-2　骨折愈合分期

骨折发生后，骨膜生发层明显增厚，骨前体细胞增殖分化为成骨细胞，然后以膜内成骨的方式形成骨膜骨痂（图4-3）。骨膜骨痂的形成在骨折愈合过程中起到至关重要的作用。换个通俗的说法，如果无骨膜骨痂形成，将导致"骨折不愈合"。骨膜骨痂形成后，骨痂内成骨细胞增生，骨折端形成新的骨组织，之后逐渐骨化，出现新生成的骨小梁。骨损伤修复过程中，破骨细胞的鼎力支持，对骨痂进行改造塑形，骨髓腔重新沟通，恢复骨折骨的正常结构。虽然骨膜自身不能诱导新骨形成，但它与骨折血肿接触后却能生成新的骨组织。骨膜骨痂在骨修复过程中发挥重要的作用，是骨修复和愈合过程中关键细胞的贡献者。

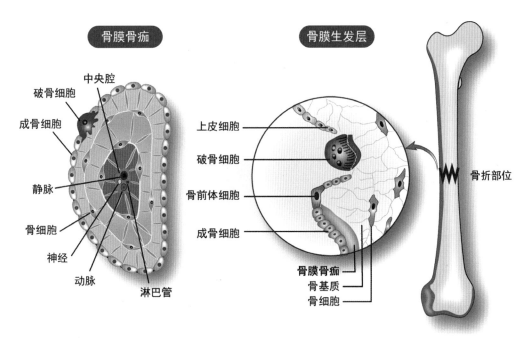

图4-3 骨折和骨膜骨痂形成

知识卡：聪明的活性材料——骨膜

骨膜是骨表面除关节外被覆的坚固的结缔组织包膜。骨膜分为浅表的纤维层和深面的生发层。骨膜深面的生发层紧邻骨外表面，富含血管和细胞，骨祖（母）细胞、成骨细胞、破骨细胞、间充质干细胞和血管内皮细胞等，是骨生成与骨改建的主要细胞之源。骨膜具有成骨能力、屏障作用和材料学特性。骨膜的"聪明"就表现在终生参与骨的改建，其改建速度随着胚胎发育、出生后成长、成年，以及老年有序地由快至缓慢，乃至静止状态。但当骨折发生时，骨膜可应激活跃起来，开始修复活动，修复损伤骨。骨膜内的骨细胞对骨改建发挥重要作用，参与骨吸收及骨形成，是维持成熟骨的质量和新陈代谢的重要细胞。成骨细胞是骨形成的功能细胞，负责骨基质的合成、分泌和矿化。在人的一生中，骨骼不断地进行着重建，破骨细胞是骨重建的核心。破骨细胞对需改建的旧骨骼区域进行吸收，为新骨的形成提供时间和空间上的、紧密偶联维持的保障。破骨细胞贴附在旧骨区域，分泌酸性物质溶解矿物质，分泌酶消化骨基质，形成骨吸收陷窝。随之成骨细胞移行至旧骨吸收部位，分泌骨基质，骨基质矿化，形成新骨。破骨细胞缺乏或功能过强均将引起骨代谢的失衡。破骨过程与成骨过程的平衡是维持正常骨量的关键（图4-4）。

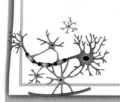

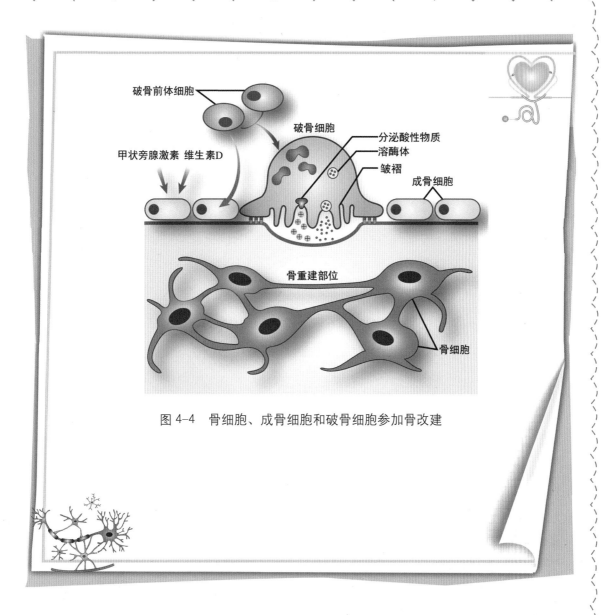

图 4-4　骨细胞、成骨细胞和破骨细胞参加骨改建

四、如何实现失能骨关节的重生

骨、关节和骨骼肌共同构成运动系统，支撑人体重量、维持身体姿势、参与身体运动。骨与骨之间的连接有直接连接——骨缝。骨缝是骨与骨之间特定的缝隙，如果婴幼儿的颅骨骨缝过早闭合，会限制脑的发育，压迫脑组织，引起脑功能障碍。人体的大多数骨连接是间接连接——关节。关节是由关节面、关节囊和关节腔三部分构成。关节面可构成两个以上相邻骨的接触面，表面覆盖着一层光滑的软骨，具有弹性，可减缓运动时的震动和冲击。关节周围有坚韧的结缔组织把相邻两骨牢固地联系起来，构成关节囊。由关节软骨和关节囊围成的狭窄间隙是关节腔，腔内为负压，有利于相连接的关节面贴合在一起，保证关节运动的灵活性和稳定性。关节囊外层为纤维层，内层为滑膜层。滑膜层可分泌滑液，润滑关节面，减少运动时关节面的摩擦（图4-5）。

骨关节创伤和疾病是人类重大致残因素之一，在关节腔内，关节软骨负荷重，没有血管营养和神经支配，一旦损伤几乎没有再生能力。目前，自体软骨细胞移植

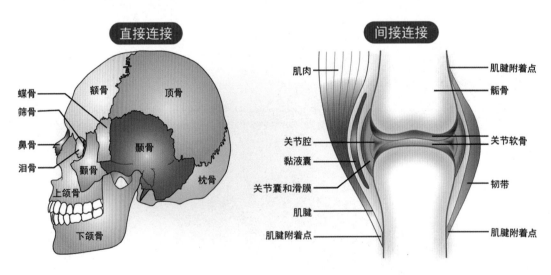

图 4-5 骨与骨之间的连接

是针对关节软骨大面积缺损的主流治疗方案，但关键问题是能否获得足够数量的自体软骨细胞。软骨组织是由软骨细胞、基质及纤维构成。软骨组织内软骨细胞含量非常少，所以提取和扩增软骨细胞是技术瓶颈，也是骨关节软骨再生和修复面临的主要挑战。

近年研究证明，软骨内存在少量软骨干细胞，软骨干细胞可来自关节软骨、纤维软骨（如椎间盘）、弹性软骨（耳软骨膜）。软骨细胞除来自软骨组织特异性干细胞外，还可来自通过关节镜微创手术获取滑膜组织，或骨髓、脂肪、脐带来源的间充质干细胞。已有临床研究报告，间充质干细胞治疗膝关节炎，修复再生关节软骨，改善关节炎临床症状有效，且疗效与移植间充质干细胞的数量有量效关系。诱导性多能干细胞的应用，既解决了成体干细胞增殖分化能力有限的问题，又避免了胚胎干细胞的伦理学问题，为软骨损伤再生提供了一种可靠的种子细胞来源。目前已有研究证明，诱导性多能干细胞可分化为均一的软骨细胞，分化的软骨细胞能够合成胶原。期待将来，患者通过定制自体的诱导性多能干细胞，通过体外扩增和定向软骨细胞分化，移植到软骨缺损部位，实现功能再造（图4-6）。

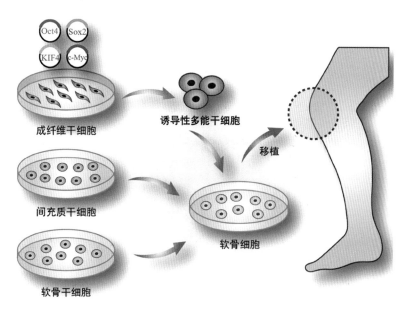

图4-6　干细胞移植软骨损伤部位

临床治疗研究采用核磁共振成像显示，软骨细胞移植治疗膝关节大面积缺损的患者，缺损结构得到修复，患者可恢复正常生活和参加部分体育活动。软骨细胞移植治疗与常规临床治疗方法相比具有避免或推迟假体关节置换的优势，在一定程度上达到了关节再生的治疗效果。

▶ 五、干细胞能促进骨再生吗

骨髓内富含多种类型的干细胞，如造血干细胞和间充质干细胞，是人体内天然的成体干细胞库。骨髓间充质干细胞来源于中胚层间充质，是骨髓内除造血干细胞之外的另一类干细胞，具有向成骨细胞、成软骨细胞、成脂肪细胞、骨髓基质等分化的潜能，参与免疫调节，介导免疫抑制，在骨创伤修复和功能重建等方面有着极为广阔的应用前景。尽管人类的骨修复能力很强大，但在临床上"骨折不愈合"或称为"假关节形成"还是时有发生。目前针对"骨折不愈合"的临床干细胞治疗研究方案采用3种策略（图4-7）：其一，自体或异体间充质干细胞或血管内皮祖细胞在体外大量扩增，进行骨折局部或外周血干细胞移植术。异体来源的干细胞需进行人类白细胞抗原配型，减少免疫排斥的风险。其二，化学诱导剂招募自体干细胞向骨折部位聚集。其三，动员自体干细胞和祖（母）细胞向骨折部位迁移。干细胞应用于骨缺损重建的临床治疗，为患者打开另一扇希望的大门，"脱胎换骨"不再是神话。

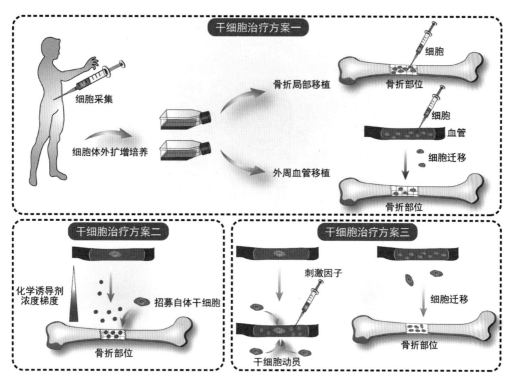

图 4-7 干细胞治疗骨缺损重建和再生的研究策略

▶ 六、组织工程再生骨离临床转化应用还有多远

理论上讲，人类骨组织再生能力强，可完全修复骨损伤。例如，一般的肢体骨折通过复位、固定，可达到完全治愈的效果，人骨具有自我修复重建的能力。但是，在某些情况下意外损伤导致大段骨缺损，相比自然界的蝾螈和壁虎，人类就没有那么幸运了，截肢后骨再生能力有限，大段骨缺损重建过程面临重大临床医学挑战。相关临床研究分为两条技术路线：采用外源性干细胞结合生物材料的再生组织工程仿生骨策略；或者构建适宜微环境的生物材料支架，诱导宿主自身干细胞迁移至缺损部位，定

向骨分化促进骨再生的策略（图4-8）。

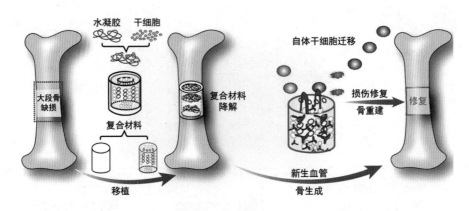

图 4-8　大段骨缺损重建组织工程仿生骨策略

　　无论采用哪条路线的临床研究，都涉及干细胞、分子机制与胚胎发育过程等科学问题，需要解决理想的生物材料支架、支架涂层材料及表面硅化修饰、支架与组织的相融性，以及外源性或内源性干细胞的增殖、成骨分化和基质矿化等诸多材料工程学和医学基础问题，还需要解决适合的临床治疗方案、适应证、不良事件等临床转化应用问题。可喜的是，目前国内外科学家和临床医学专家在两条技术路线的研究方面都有所突破，为大段骨缺损截肢的患者们点亮了新的希望之光。

▶ 七、肿瘤侵袭性骨缺损还能修复重建吗

　　正常骨结构及形态的保持依赖于破骨细胞和成骨细胞间骨改建的动态平衡。如果平衡被打乱，将会引起相应的疾病，如骨量减少、骨质疏松症等常见的骨代谢性疾病。然而无论原发的骨肿瘤，还是继发的转移骨肿瘤都可打破这个平衡，导致肿瘤侵袭性骨损伤（图4-9）。骨肿瘤可通过三个方面破坏骨组织：其一，肿瘤侵袭、蚕食骨组织，

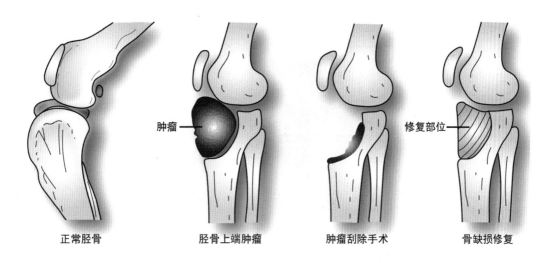

| 正常胫骨 | 胫骨上端肿瘤 | 肿瘤刮除手术 | 骨缺损修复 |

图 4-9　肿瘤侵袭性骨损伤及治疗

骨破坏大于骨重建；其二，肿瘤细胞一边吸收骨质中的无机物和基质，一边释放甲状旁腺激素导致破骨细胞活性增强；其三，肿瘤转移部位产生前列腺素、肿瘤坏死因子和炎症因子等破骨细胞活化因子，导致破骨细胞功能过强，打破骨改建的动态平衡。

临床治疗针对良性骨肿瘤常采用刮除或切除手术，对恶性肿瘤的直接手术切除导致大段骨缺损或截肢。肿瘤针对性治疗后形成大面积或大段骨缺损，仍是术后骨修复和重建的棘手问题。随着肿瘤综合治疗技术的进步，增加了患者的生存率，亟待解决缺损骨的修复重建，提高患者的生活质量。目前临床主要的修复方法有肿瘤灭活骨、自体骨、人工骨和同种异体骨移植等，不同程度地修复了骨缺损，在应用中有良好的效果，但仍不能达到理想的修复层次。

目前该领域的研究前沿技术是骨组织工程、生物材料、干细胞、基于材料和细胞载体的药物缓释，以及 3D 生物打印技术的联合应用，已展现出再生医学应用的广阔空间（图 4-10）。

利用 3D 生物打印技术和仿生材料制备一些无细胞的修复材料，已经在临床上有所应用，如结构复杂的髋关节（图 4-11）。目前对于生物医学领域的 3D 生物打印高

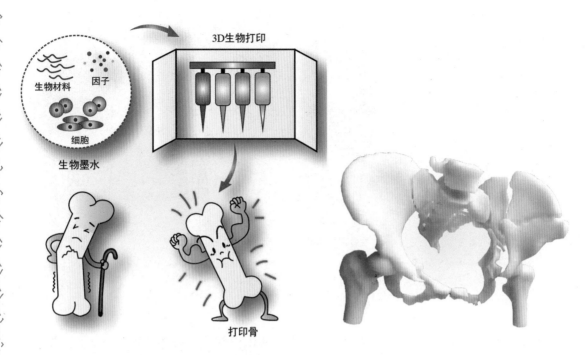

图 4-10 3D 生物打印技术在骨科的应用 　　图 4-11 利用 3D 生物打印技术打印的髋关节

分子材料的应用研究方兴未艾。生物医学材料必须具有良好的生物相容性，生物医学材料的安全性比其他功能材料的开发具有更严格的要求和审核程序。

　　采用 3D 生物打印技术，医生可以根据病变部位进行直观、准确的数字化手术方案设计，定制患者的 3D 打印植入物，精确填充患者肿瘤手术留下的骨缺损空间，从而使外科医生能够在一次手术中完成骨肿瘤切除和缺损骨修复的治疗过程。再生医学领域的先进技术已颠覆了传统的治疗手段。然而，科学技术的探索是无止境的，前进的道路也是不平坦的，需要各学科的专家共同努力，攻破难关。3D 生物打印技术突破已经不是遥不可及的了，它必将服务于人类。

第五章
从科幻到现实——神经的再生

▼

2010年环球影业出品的一部科幻片《重生男人》，引起了人们对再生医学的美好憧憬。影片中的时间定格为不久的将来，医学高度发展，人类任何病变或衰竭的器官均可以通过再生被替代。这部影片之所以受到关注，是因为当今有很多疾病，医学无从根治，如肝、肾衰竭，神经系统退行性疾病及肿瘤等。因此，人们对再生医学产生了浓厚的兴趣和更高的期待，同时也提出了更高的要求。

全球人口正步入老龄化阶段，神经退行性疾病患病率也节节攀升。这类疾病主要病理特征是大脑中枢系统神经元不可逆的、进行性的、逐渐丢失的过程。一般来说，周围神经的损伤有一定的修复能力。但中枢神经损伤就没有那么幸运了。中枢神经系统疾病包括神经退行性疾病（阿尔茨海默病、帕金森病、亨廷顿病和肌萎缩性脊髓侧索硬化症）、脑血管类疾病（脑出血、脑栓塞）和神经损伤（如创伤性脑损伤和脊髓损伤）等，尽管神经系统疾病的病因不同，导致的症状也有所不同，其结果都是由于神经元大量损伤丢失、胶质细胞活化、增生、病变和神经瘢痕形成。

神经干细胞是一类具有自我更新和分化潜能的成体细胞，能够持续增殖并分化成各种类型的神经细胞。在神经系统疾病中，基于干细胞、神经支架材料、神经营养因子等的整合干预治疗，已成为神经系统疾病治疗最有潜力的策略之一。

一、神经系统是如何"排兵布阵"的

神经系统是控制和协调全身各种功能活动的调节系统。神经系统是机体内对生理功能活动的调节起主导作用的系统，结构和功能最复杂，分为中枢神经系统和周围神经系统。中枢神经系统包括位于颅腔内的脑和椎管内的脊髓，而周围神经系统包括脑神经和脊神经，分别与脑和脊髓相连。神经系统的基本组织是神经组织，由神经元和胶质细胞组成（图5-1）。

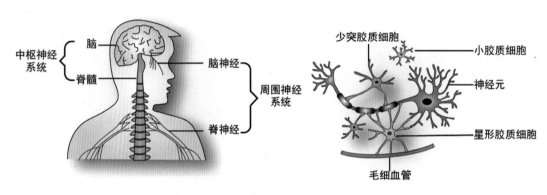

图 5-1　神经系统及神经元和胶质细胞

神经元是神经系统的结构和功能单位，也叫神经细胞，是一种高度分化的细胞，具有接受刺激和传导神经冲动的功能。人体神经系统中含有多达 10^{11} 数量级的形态各异的神经元，典型的神经元由胞体和突起两部分构成。胞体是神经元代谢的中心，由位于中央的细胞核及核周围的细胞质组成，其中胞质内除有一般细胞所具有的基本结构如线粒体、内质网等外，还含有神经元特有的尼氏体和神经原纤维（图5-2）。尼氏体的本质是细胞质的游离核糖体，是合成蛋白质的场所。神经原纤维对神经细胞起支撑和运输的作用。

神经元的突起根据形状和功能又分为两类，树突和轴突。树突较短并有较多分支，它接受神经冲动并传至胞体。每个神经元胞体发出一条轴突，将神经信息传至下一级神经元或效应器（如皮肤、骨骼肌等）。轴突长短粗细不一，直径 0.2～20 微米，长度可达 1 米以上。轴突是神经元的主要传导装置，将胞体发出的冲动沿轴突传出。神经元之间和神经元与效应器之间相互联系，形成突触（图 5-3）。突触是神经元功能联系及信息传递的重要结构。电镜下超微结构显示，突触由突触前膜、突触间隙和突触后膜三部分构

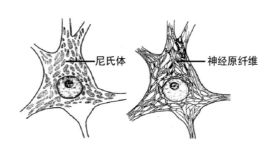

图 5-2　神经元特化结构：
尼氏体和神经原纤维

成。突触前神经元借助化学信号，即神经递质，将信息转送到突触后神经元或效应器，可传导兴奋性或抑制性信息。依据突触前细胞传来的信号使突触后细胞产生兴奋还是兴奋下降，突触又相应地被分为兴奋性突触和抑制性突触。神经冲动的传导是单方向的，即神经冲动只能由一个神经元的轴突传导给另一个神经元胞体或树突，或传导至

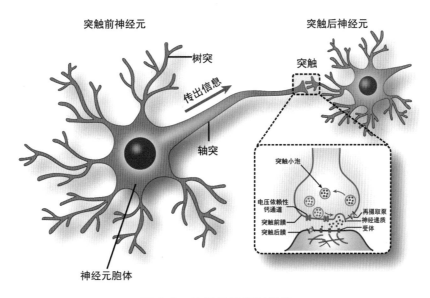

图 5-3　神经元及突触结构

效应器，而不能向相反的方向传导。

神经胶质细胞是神经组织中除神经元以外的另一大类细胞。神经胶质细胞包括星形胶质细胞、少突胶质细胞和小胶质细胞等。在神经系统中神经胶质细胞的数量比神经元要多数十倍。神经胶质细胞的作用主要是支持、修复和再生、物质代谢、营养、绝缘屏障、维持合适的离子浓度及分泌神经递质等。

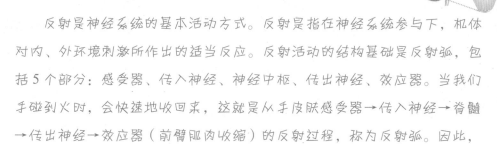

知识卡：反射弧

反射是神经系统的基本活动方式。反射是指在神经系统参与下，机体对内、外环境刺激所作出的适当反应。反射活动的结构基础是反射弧，包括 5 个部分：感受器、传入神经、神经中枢、传出神经、效应器。当我们手碰到火时，会快速地收回来，这就是从手皮肤感受器→传入神经→脊髓→传出神经→效应器（前臂肌肉收缩）的反射过程，称为反射弧。因此，反射弧的完整是实现反射活动的必要条件（图5-4）。

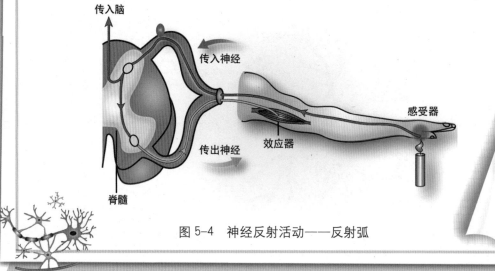

图 5-4　神经反射活动——反射弧

▶ 二、人类的神经元能不能再生

早在 1928 年，现代神经科学之父圣地亚哥·拉蒙-卡哈尔（Santiago Ramóny Cajal）宣称，成年人的大脑永远不会产生新的神经元（图 5-5）。他曾写道："一旦发育结束，增长和再生的源泉就不可挽回地枯竭了。在成年人的大脑中，神经通道是固定的、终止的、不可改变的。一切都必然凋零，或许没有什么可以再生。"

科学家们不断地、辛勤地耕耘，开垦神经系统未知的荒地。老唱片中有一首著名的英国广播公司 BBC 的大提琴和夜莺的二重奏《印度客人之歌》，使无数听众为之陶醉，在枫树林里那清脆悦耳的夜莺之声应着大提琴的回声唱了起来，人与大自然的和谐美好令人进入了仙境。按照达尔文的物竞天择理论解释，鸟儿会唱歌，只是春日求偶，体内激素水平的作用而已。而科学家们发现成年金丝雀的前脑某些区域具有神经元的再生现象。人类大脑的神经元是否也具有类似的再生潜质呢？

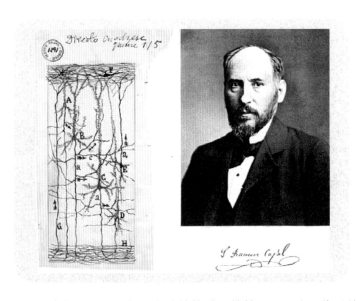

图 5-5　拉蒙-卡哈尔是向世人解开大脑结构谜题的第一人，也是优秀的艺术家，他手绘上百幅脑细胞插图，至今仍用于神经科学的教学中

小常识：鸟儿为什么能唱歌？

　　鸟儿们与生俱来的歌唱能力吸引着科学家们的眼球。引人深思的是与人类成年以后脑内神经元逐渐地一个接一个地衰老死去不同，成年金丝雀学习一首新歌的时候，它大脑的顶部会出现新的神经元！难道成年金丝雀脑内的神经元能再生？该现象打破了传统的神经元数目只能减少，不能增加的观念。直到1982年，科学研究首次报道了成年金丝雀脑中确实存在神经元再生的现象（图5-6）。神经元的再生是由成年鸟脑内室带区的细胞经迁徙、分化形成的。新生神经元可作为一种功能成分参与鸣啭控制通路的组成，成年再生的神经元是鸟类鸣啭可塑性的结构基础之一。金丝雀脑神经元再生的结论，改变了以往认为神经元再生仅发生在动物胚胎发育早期的很短一段时间内，在高等脊椎动物的成体脑中是不会有神经元再生现象的结论。该研究引起了科学家们对神经元再生的极大兴趣。

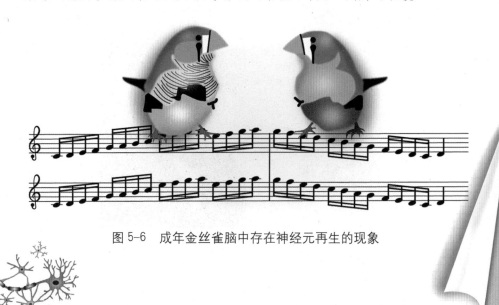

图5-6　成年金丝雀脑中存在神经元再生的现象

人类的脑属于损伤修复能力最弱的器官，一般认为人类脑发育成熟后神经元就丧失了再生的能力。随着干细胞领域研究的深入和研究技术的发展，20世纪60年代，基于H^3胸腺嘧啶插入分裂DNA技术，首次在成年啮齿类动物和鸟类的大脑中发现新生细胞。随着5-溴脱氧尿嘧啶核苷标记、共聚焦显微镜、免疫组织化学和免疫荧光化学技术的发展，到1998年，科学家首次在人脑海马区发现新生的细胞形成和神经元分化。此后，进一步证实，除人的海马区中存在分裂、增殖的神经前体细胞外，在其他物种的大脑其他区域，如内嗅皮质和新皮质、嗅球、杏仁核、纹状体、脊髓等均发现了神经再生。科学家们证实了哺乳动物大脑皮质的某些区域的神经元损伤后可触发神经干细胞的分化，取代受损神经元，形成新的突触联系执行功能。尽管神经元再生的研究已有了长足进步，关于成人脑神经元损伤后能不能再生，仍是半个多世纪以来神经科学界一直争论的焦点问题。一派认为成人脑神经元不能再生，另一派认为人类脑的神经元可随着生命的进程而持续更新。

▶ 三、神经再生的"弹药库"在哪里

神经干细胞是中枢神经系统的源泉细胞，具有自我更新和多潜能分化的能力，可分化为神经元、星形胶质细胞和少突胶质细胞，被科学界认为是修复中枢神经系统损伤的理想种子细胞（图5-7）。神经干细胞来源于哺乳动物胚胎期的大部分脑区，成年期的脑室管膜下区、海马齿状回的颗粒细胞下层、脊髓等部位，但在人体取材存在伦理问题，限制了临床应用。

治疗中枢神经系统损伤类疾病的研究还尝试了胚胎干细胞、诱导性多能干细胞、

间充质干细胞等多种来源的干细胞（图 5-8）。相关研究还包括干细胞移植结合组织工程技术，如可诱导干细胞定向神经元分化的胶原支架、小分子药物和特定细胞因子等。如果想让接种的种子能生长、开花、结果的话，一定要改善土壤，有充足的阳光和水。一样的道理，如果想让种子细胞能修复损伤的神经组

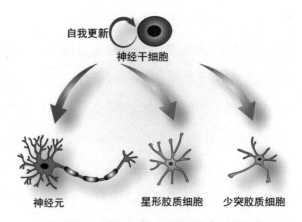

图 5-7 神经干细胞具有自我更新和多潜能分化的能力

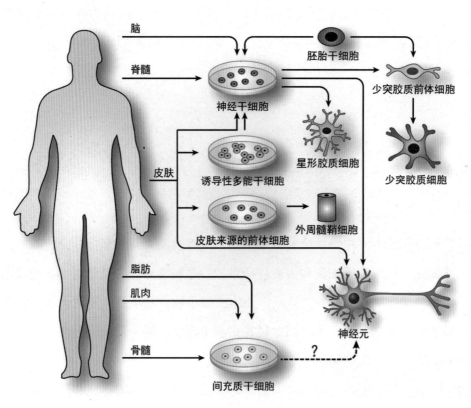

图 5-8 定向诱导分化为各种神经细胞的干细胞的来源

织也需改变中枢神经损伤部位的微环境。目前诱导原位瘢痕内的成纤维细胞的转分化等新技术不断发展，随着神经干细胞基础理论和临床试验的进展以及未来干细胞治疗方案的完善，结合运动康复训练，将有助于实现人类战胜脑和脊髓损伤的美好愿望。

▶ 四、记忆能再找回来吗

一种以记忆障碍、失语、失用、失认，视空间技能损害、执行功能障碍以及人格和行为改变为主要临床表现的痴呆症，称为阿尔茨海默病，又叫老年痴呆症，正在摧残老年人的余生。阿尔茨海默病是一种起病隐匿的进行性发展的神经系统退行性疾病，多见于 65 岁以上的患者，女性患病率高于男性。

阿尔茨海默病患者常表现为记忆功能和认知功能逐渐丧失，日常生活能力进行性减退，并伴有各种神经精神症状和行为障碍。美国前总统罗纳德·威尔逊·里根（Ronald Wilson Reagan）也是一位阿尔茨海默病患者。病初里根还经常锻炼，打高尔夫球，在海滩散步。然而，随着病情的不断加重，他不仅不会说话、行走，不能自己吃饭，甚至认不出自己的妻子。该病自诊断后其预期寿命为 3 ～ 9 年，是继心脑血管性疾病、糖尿病、癌症之后的威胁老人健康的第四大杀手。

自 1994 年开始，国际阿尔茨海默病协会（Alzheimer's Disease International, ADI）将每年 9 月 21 日确定为"世界老年痴呆日"，又称"世界阿尔茨海默病日"。2019 年"世界阿尔茨海默病日"的健康主题是"从容面对，不再回避"。那么，记忆能再找回来吗？阿尔茨海默病的治疗面临着许多挑战。

首先，疾病本身在早期很难诊断，一般患者至少需要 8 年时间才能表现出阿尔茨海默病的全部症状。通常阿尔茨海默病的确诊只能依赖于尸检病理检查，并结合临床

资料。典型的病理改变是大脑皮质
和海马区皮质萎缩，脑室扩大。显
微镜下可见淀粉样蛋白斑和神经元
内的神经纤维缠结（图 5-9）。其次，
阿尔茨海默病致病的多因素和复杂
性也是造成治疗困难的原因，处于
无药可治的状态。近几十年来，人
们期待干细胞的干预能对治疗阿尔
茨海默病有所突破。

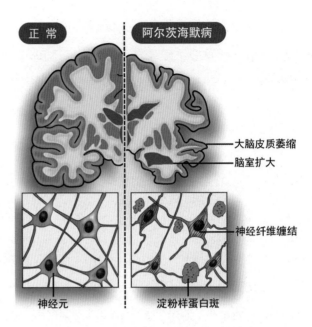

图 5-9　阿尔茨海默病典型的病理改变

目前科学家们已尝试了多种类
型的干细胞用于阿尔茨海默病的研
究。研究使用最多的细胞类型是间
充质干细胞和神经干细胞。阿尔茨海默病模型小鼠试验结果显示，骨髓间充质干细胞
的海马内移植治疗，可改善小鼠的认知能力，释放促血管生成因子改善新生血管，抑
制炎症反应，移植 2 个月后，检测到淀粉样蛋白斑沉积减少。尽管间充质干细胞具有
巨大的潜力，但定向神经元分化能力较低，神经元损伤修复的作用机制尚未完全阐明。

动物试验表明，神经干细胞移植对阿尔兹海默病模型小鼠的认知功能改善可通过
诱导神经营养因子发挥作用，维持突触的功能和数量，改善小鼠的记忆和认知功能缺
陷。神经干细胞还可通过改善内源性神经发生和抗炎作用来干预阿尔茨海默病。

除此以外，其他类型的干细胞，如胚胎干细胞、诱导性多能干细胞、毛囊干细胞
等的研究都有报道。尽管干细胞治疗阿尔兹海默病显示出了一定的潜力，但也面临着
很大的挑战。

▶ 五、脊髓损伤后只能坐在轮椅上吗

据世界卫生组织估计，每年有 50 万人因脊髓损伤致残。其中，高达 90% 的脊髓损伤病例是由于道路交通事故、跌倒和暴力等创伤性原因造成。脊髓损伤会导致部分或完全的感觉功能和运动功能丧失，脊髓损伤的节段不同，致残的严重程度也不相同（图 5-10）。脊髓损伤后药物治疗的目的是促进神经修复、神经再生和保护未损伤神经免受进一步损伤，但是，大多数患者还是坐在轮椅上度过一生。

创伤性脊髓损伤需要同时针对多种损伤机制设计联合治疗。令人遗憾的是，药物治疗作用效果甚微。脊髓损伤程度由初始原发损伤和继发损伤的双重作用决定。原发性脊髓创伤灰质和白质受损部位坏死，引起脊髓血管系统的损伤，局部氧的传递减少，

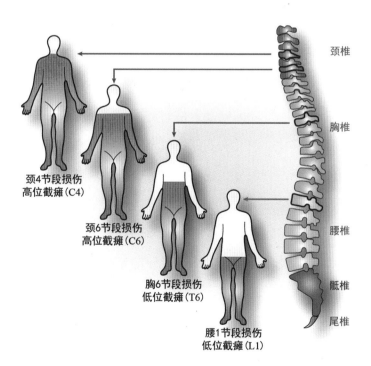

图 5-10　损伤不同脊髓节段引起的残疾程度不同

线粒体的功能降低，活性氧自由基产生增多。随之损伤区继发炎症反应，形成的血栓加重脊髓缺血，神经元坏死，轴突脱髓鞘和断裂，小胶质细胞活化，炎症反应增加，胶质细胞大量增生形成的神经瘢痕组织等，阻碍神经纤维的再生，严重的脊髓损伤的患者大多都面临肢体瘫痪的结局（图5-11）。

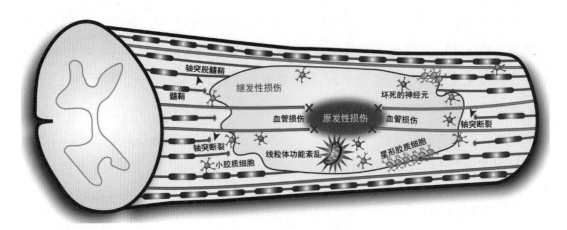

图 5-11　脊髓原发和继发损伤

人们寄希望于干细胞的干预治疗能重建神经传导，恢复运动功能。干细胞的治疗，可通过替换受损细胞，有助于神经功能恢复，是创伤性脊髓损伤治疗最有前景的一种选择方案。外源性干细胞的移植，填充病变部位，充当细胞间的桥梁作用，可促进神经再生。神经干细胞分化为新的神经元，建立新的突触联系，修复受损的神经回路。干细胞分泌多种营养因子，可促进脊髓组织修复过程。外源性干细胞的类型有神经干细胞、间充质干细胞、胚胎干细胞和诱导性多能干细胞等（图5-12）。另外，采用刺激内源性神经干细胞增殖或诱导星形胶质细胞转分化为神经元的策略也为脊髓损伤的患者打开了另一扇希望的大门。

对于脊髓损伤的患者来说，康复锻炼也是协助药物或干细胞治疗的重要环节。随着现代工程技术和人工智能技术的发展，康复机器人不但可以协助康复师的治疗，

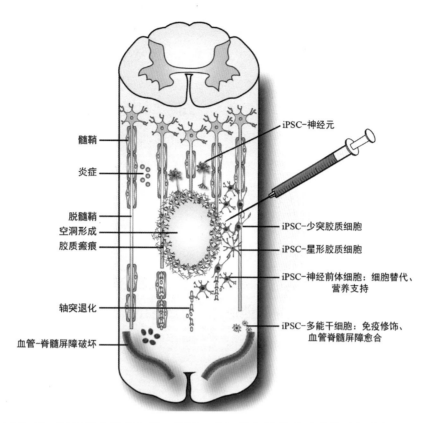

髓鞘

炎症

脱髓鞘
空洞形成
胶质瘢痕

轴突退化

血管-脊髓屏障破坏

iPSC-神经元

iPSC-少突胶质细胞

iPSC-星形胶质细胞

iPSC-神经前体细胞：细胞替代、
营养支持

iPSC-多能干细胞：免疫修饰、
血管脊髓屏障愈合

图 5-12　诱导性多能干细胞（iPSC）来源的细胞移植治疗脊髓损伤的机制

还可帮助肢体运动功能障碍的患者站立行走。2018 年，中央广播电视总台大型原创性节目《机智过人》报道了外骨骼设备（图 5-13）使脊髓损伤的患者再次站立行走的事例，证明我国科学家在外骨骼研究领域取得的成就。对于脊髓损伤瘫痪的患者来说，无论采用什么方法帮助他们能站起来迈出一小步，都代表着科学技术向前迈进了一大步！

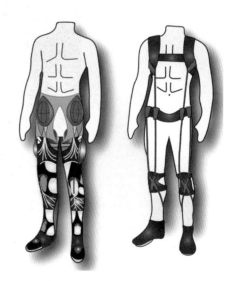

图 5-13　外骨骼设备模式

通俗地说，"渐冻人症"是指患者在清醒的状态下，看着自己慢慢地被"冻"住，不能行动、不能说话、不能吞咽，直到不能呼吸。该病又称肌萎缩侧索硬化，也叫运动神经元病，是一种病因未明，主要累及大脑、脑干和脊髓运动神经元的疾病。患者发病早期易跌绊和摔倒，难以行走。表现为进行性加重的骨骼肌萎缩、无力、肌束颤动、延髓麻痹和锥体束征（大脑失去了对脑干和脊髓的抑制作用而出现的异常反射）。一般常见中老年发病，确诊后，生存期通常只有3～5年，主要死于呼吸衰竭。

现代伟大的物理学家斯蒂芬·威廉·霍金（Stephen William Hawking）就是渐冻人症患者（图5-14），上天总是眷顾有才华的人，霍金患肌萎缩侧索硬化长达55年。1997年，"渐冻人"

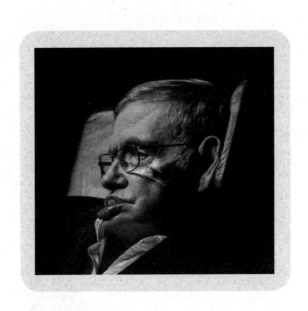

图5-14　现代伟大的物理学家斯蒂芬·威廉·霍金（1942-2018）。一生重要的科学成就：奇性定理、黑洞面积定理、黑洞霍金辐射和无边界宇宙理论

协会国际联盟选定在每年的 6 月 21 日举行相关活动，引起世人普遍重视和社会关爱"渐冻人"疾病的治疗，并于 2000 年，在丹麦举行的国际病友大会上，正式将每年的 6 月 21 日确定为"世界渐冻人日"。

目前，还没有任何药物和治疗方法显示出对肌萎缩侧索硬化患者有实质性的临床疗效。迄今为止美国食品药品监督管理局只批准了两个药物，利鲁唑，将患者中位生存期延长 2 ～ 3 个月；依达拉奉，略微延缓肌萎缩侧索硬化疾病的进展。

干细胞生物学的发展为肌萎缩侧索硬化的治疗带来了希望。使用神经干细胞治疗肌萎缩侧索硬化的动物研究表明，移植神经干细胞可减少炎症反应，分泌营养因子，改变脊髓病变部位的微环境，抑制脊髓中的致病细胞的数量，有利于维持剩余的神经细胞的健康。

由于肌萎缩侧索硬化发病因素复杂，医学界一直无法彻底揭开这一疾病的发病原因和机制，这是横亘在治疗道路上的一大障碍。仅用干细胞干预治疗寡不敌众，目前的研究策略倾向采用不同类型干细胞、基因、营养因子、免疫调节及功能训练等综合治疗方案的探索（图 5-15），以干细胞为核心的治疗方案已展现出巨大潜力，然而道路仍然漫长而曲折。

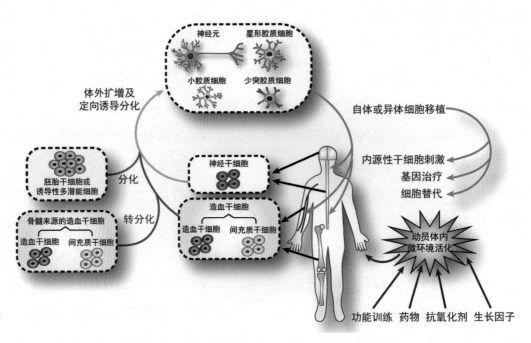

图 5-15　以干细胞为核心的综合治疗方案的策略

第六章
再见光明的希望——视网膜再生

▼

说到眼睛不禁使我们回忆起儿时读过的美国当代作家海伦·凯勒（Helen Keller）的散文代表作《假如给我三天光明》。它使我们感受到失去光明的痛苦，同时也深深地被海伦·凯勒不屈不挠、坚韧不拔、乐观博爱的精神和富有传奇色彩的人生打动。

眼睛是"心灵的窗户"，人类对外界事物的感知信息，包括光线、物体的形状、颜色都来源于眼睛主导的视觉。因此，眼睛对于人类来说是一个非常重要的感觉器官；缺失了视觉，我们将生活在一个黑暗无形的空间里，无法感知五光十色的大千世界。

我们的眼睛是一个构成复杂而精致的特殊躯体感觉的器官。视觉主要依靠眼球内层的视网膜来感受外界的光信号，随后再通过神经细胞传递到大脑视觉中枢，让我们看见外界环境。视觉是人类赖以认识客观世界的主要感觉之一，在输入大脑的全部感觉信息中，70% ~ 80% 以上与视觉信息有关。

一般情况下，如果视网膜细胞损伤，视力会受到严重影响，甚至导致失明。传统的观念认为，损伤的视网膜是无法再生的。但是，随着科技的进步，近些年越来越多的研究表明，通过干细胞技术能够让损伤的视网膜细胞再生。

▶ 一、什么是视网膜

人的眼睛近似于球形，前后径平均为 24 毫米。眼睛主要包括眼球壁、眼内腔和内容物、神经、血管等组织。眼球壁主要分为外、中、内 3 层。视网膜是眼球壁的内层，是视觉形成过程中神经信息传递的重要节点，外界视觉刺激所包含的信息，如明暗轮廓、图形结构、颜色以及运动速度和方向等，均是通过眼睛中的视网膜神经网络初步加工，再由视网膜神经节细胞以动作电位的形式逐步传递至视觉中枢（图 6-1）。因此，视网膜是眼睛中形成视觉的重要组成部分，是一层有着精密结构的神经组织。位于眼球后 2/3 部的视网膜具有感光功能，称为"视部"。视网膜的分辨能力不均匀，

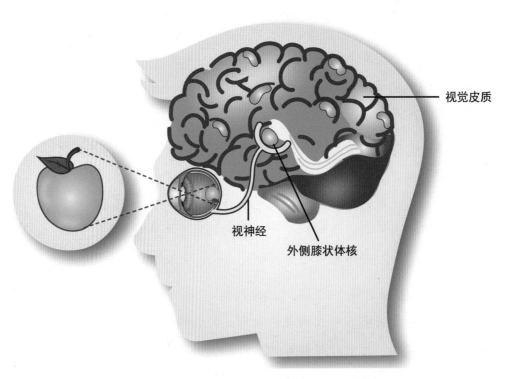

图 6-1　视觉从眼睛传入大脑中枢的视觉皮质

在黄斑区分辨能力最强。一旦黄斑区出现病变，常常出现视力下降、眼前黑影或视物变形。视网膜感受光的传递方向由4层细胞组成，自外向内分别为色素上皮细胞、光感受器（视细胞，包括视锥细胞和视杆细胞）、双极细胞和神经节细胞。构成视网膜的主要有7层组织结构，自外向内分别是色素上皮层、外核层、外网状层、内核层、内网状层、神经节细胞层和神经纤维层（图6-2）。光的传入信息经视细胞由视锥细胞和视杆细胞形成的光感受器传到双极细胞，随后光信息再从双极细胞传递到神经节细胞，这一传递过程还分别受到水平细胞和无长突细胞的横向调节。除此以外，视网膜还存在与支持、营养和免疫调节有关的米勒（Müller）胶质细胞、网间细胞和小胶质细胞等。神经节细胞是视觉信息在视网膜中的最后一站，对信息进行加工整合后，将电信号向大脑视觉中枢区传递，使人们得以欣赏精彩纷呈的大千世界。

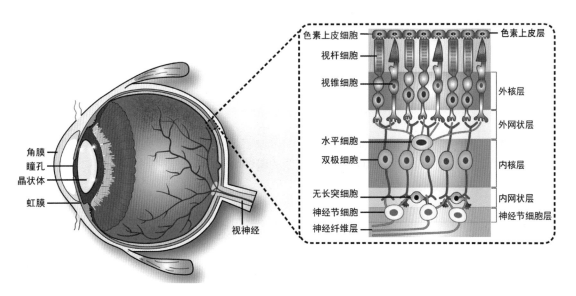

图 6-2　视网膜的细胞类型和组织结构

小常识：近视眼容易诱发视网膜脱落吗？

视网膜是眼球壁内层处理视觉信息的精密处理器，是眼睛的成像部位。正常情况下，平行光线经眼球屈光作用后，会聚焦在视网膜上，并清晰成像。近视的时候，眼球的前后径变长，球形被拉长为椭圆形（图6-3），从而导致成像模糊。

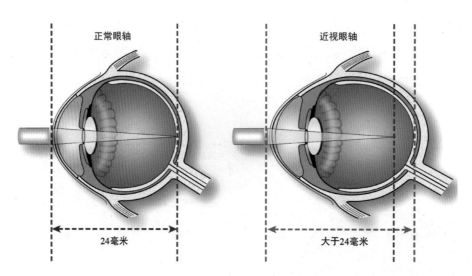

正常眼轴　　　　　　　　　　近视眼轴

24毫米　　　　　　　　　大于24毫米

图 6-3　近视眼的眼轴增长

由于近视眼患者的眼轴增长，而衬附于眼球内壁的视网膜不能相应地变长，受到牵拉，形成病理性拉长。视网膜外还有一层富含血管的脉络膜，血管也变得更加纤细，易引起视网膜脱落。视网膜脱落与高度近视关系密切，尤其一些高压环境下的运动，如潜水、跳水、蹦极、过山车和一些剧烈运动，更容易导致视网膜脱落。视网膜脱落视野中会出现云雾状阴影，随着视网膜的脱离面积增大，视力也会逐渐减退或仅有感光，不及时治疗很容易致盲（图6-4）。

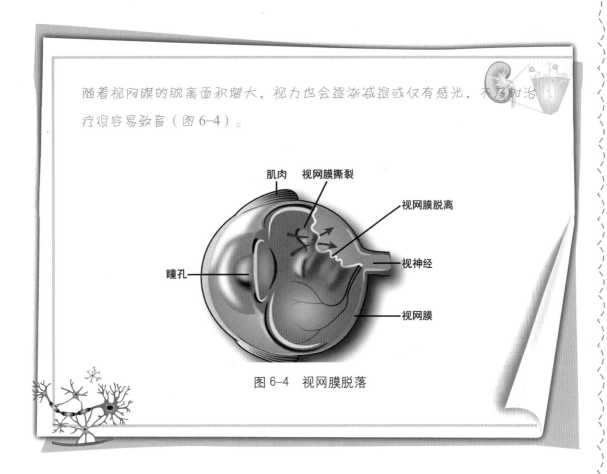

图 6-4　视网膜脱落

▶ 二、哪些细胞类型能组装成视网膜

视网膜就像眼光学系统的成像屏幕，获得视觉信息并加工处理，神奇地将光信号转变为电信号（光电转换）传入大脑形成视觉。视网膜外层是不感光的视网膜色素上皮层，内层感光的视网膜主要由下列 5 种神经元组成（图6-2）。

（1）光感受器，也称视细胞，包括视锥细胞和视杆细胞两种细胞，负责光电转换。视杆细胞负责低分辨率的、单色的、夜间的视觉。而视锥细胞负责高分辨率的、彩色的、白天的视觉。

（2）双极细胞位于内核层，是连接视细胞和神经节细胞的纵向联络神经元，负责接收光感受器输出的信号，并传递给神经节细胞。双极细胞外侧的树突伸入外网状层，与视锥细胞和视杆细胞形成突触；双极细胞内侧的轴突伸入内网状层，与神经节细胞的树突形成突触。

（3）神经节细胞是视觉信息在视网膜中的最后一站，其轴突为视神经纤维，从眼球出来之后，经过视神经、视束交叉、视束，负责将电信号向视觉中枢传递（图6-5）。

（4）水平细胞位于视锥细胞和视杆细胞之间，发出许多水平走向的分支伸入外网状层，与邻近的视杆细胞、视锥细胞、双极细胞及网间细胞构成突触，使感光细胞间形成横向联系。

（5）无长突细胞位于视网膜内核层，与双极细胞神经元的轴突、视神经节细胞及网间细胞的突起形成突触，负责对视网膜成像进行复杂的处理，特别是调节视觉成像的明暗和感知运动。

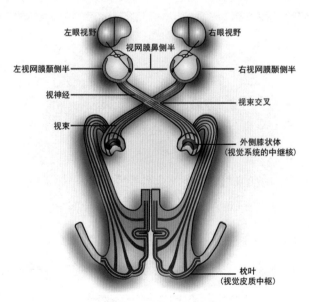

图6-5 视觉传导路径

知识卡：我们看到的物体是正立的还是倒立的？

　　人眼犹如一架照相机，角膜和晶状体相当于照相机镜头的凸透镜，睫状体能改变晶状体的形状，起到调节焦距的作用；虹膜调节瞳孔的大小，相当于照相机的光圈控制进入眼睛光的强度和多少；眼睑相当于快门，控制曝光强度；视网膜相当于成像的光屏或胶片（图6-6）。外界物体在视网膜上的成像犹如照相机在光屏上的成像，是一个倒立缩小的实像。但是为什么我们看到的却是物体的正立图像呢？这是因为视网膜将接收的倒立成像再传递到大脑，大脑经复杂的整合处理，产生正确认识能力，再把成像颠倒为正立的图像。其实新出生的婴儿看到的图像是倒立的，随着对空间的认知经验增加和积累，大脑就会把倒立的画面颠倒过来。

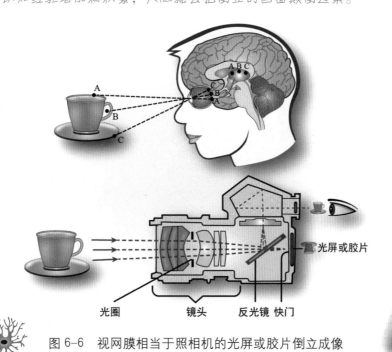

图 6-6　视网膜相当于照相机的光屏或胶片倒立成像

▶ 三、什么细胞具有修复视网膜的神奇能力

人胚胎干细胞和人诱导性多能干细胞具有自我更新和多向分化潜能，为视网膜细胞的再生以及相关眼科疾病的治疗带来了新的希望。

知识卡：什么是"干细胞银行"

所谓"干细胞银行"就是建立贮存细胞的细胞库。由于来自胚胎的每一个胚胎干细胞系都有主要组织相容性复合体和其他抗原的独特表达，因此，从再生医学和移植学的角度来看，使用从第三方来源的胚胎干细胞分化的体细胞移植，会增加免疫排斥的机会。而来自自体的诱导性多能干细胞分化的细胞解决了免疫排斥问题。因此，再生医学的一个策略是选择代表不同人群的主要组织相容性抗原的健康志愿者，建立不同人群的诱导性多能干细胞库及定向分化的细胞库。例如，采用诱导性多能干细胞定向分化为视网膜各种类型细胞，包括视网膜色素上皮细胞、视细胞、神经节细胞和 3D 视网膜等。通过动物安全性试验，贮存这些诱导分化的功能细胞，以备为将来治疗视网膜相关的疾病提供安全的细胞（图 6-7）。

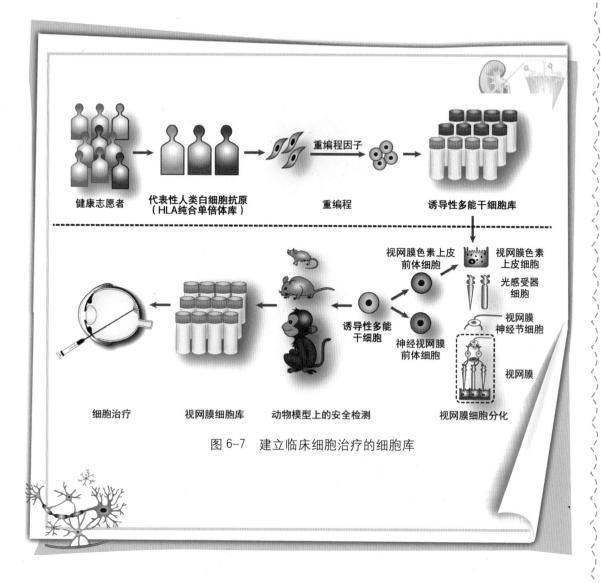

健康志愿者   代表性人类白细胞抗原   重编程   诱导性多能干细胞库
（HLA纯合单倍体库）

重编程因子

视网膜色素上皮前体细胞   视网膜色素上皮细胞

光感受器细胞

视网膜神经节细胞

视网膜

诱导性多能干细胞   神经视网膜前体细胞   视网膜细胞分化

细胞治疗   视网膜细胞库   动物模型上的安全检测

图 6-7   建立临床细胞治疗的细胞库

动物学家及发育生物学家通过研究动物模型，对眼睛发育过程的分子调控以及基因表达模式有了深入的研究和认识。在掌握这些理论知识的基础上，科学家们能够借鉴身体内部眼睛发育过程，在实验室的细胞培养皿里用化学小分子、蛋白质、基因过表达等技术方法，模拟眼睛发育生长的过程，诱导人胚胎干细胞或人诱导性多能干细胞体外定向分化为具有功能的视网膜色素上皮细胞。由于人胚胎干细胞或人诱导性多能干细胞在体外能够无限扩增，因此理论上能够提供数量充足的视网膜细胞用于各类视网膜病变的治疗（图6-8）。

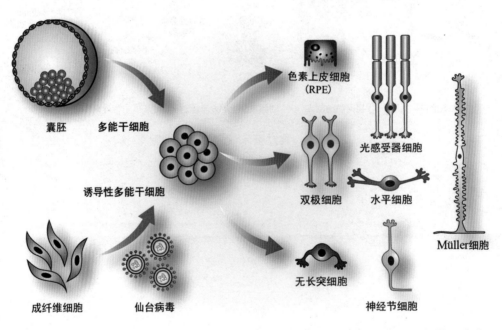

图6-8 人胚胎干细胞或人诱导性多能干细胞（iPS细胞）可分化为视网膜多种细胞类型

知识卡：年龄相关性黄斑病变

年龄相关性黄斑病变在老年人群中发病率很高，这是一种视网膜黄斑区结构退行性病变。正常视网膜色素上皮细胞层与视细胞层保持紧密接触，视网膜色素细胞像一个清道夫一样，回收光感受器细胞外节盘膜。年龄相关性黄斑病变主要表现为视网膜色素上皮细胞与光感受器细胞的接触关系破坏了，形成脉络膜疣，视网膜色素上皮细胞变性死亡，形成脉络膜新生血管。随着病变进行性发展，可导致血管出血、小胶质细胞和免疫细胞渗漏为主的一系列的继发性病理改变。视网膜色素上皮细胞对视细胞外节盘膜吞噬消化能力下降，导致邻近的光感受器细胞外节萎缩和退变，最终导致双极细胞和视网膜节细胞视觉传导突触连接缺失（图6-9）。年龄相关性黄斑病变的患病率随年龄增长而增高，是当前老年人致盲的重要疾病。该疾病殃及视网膜感受器视细胞和最具有"视网膜干细胞"潜质的视网膜色素上皮细胞，是一种不可逆的视力下降或丧失视网膜功能的退行性病变，也是目前临床难以治愈的疾病。而干细胞移植可能是治疗这类疾病的一个较好的选择。

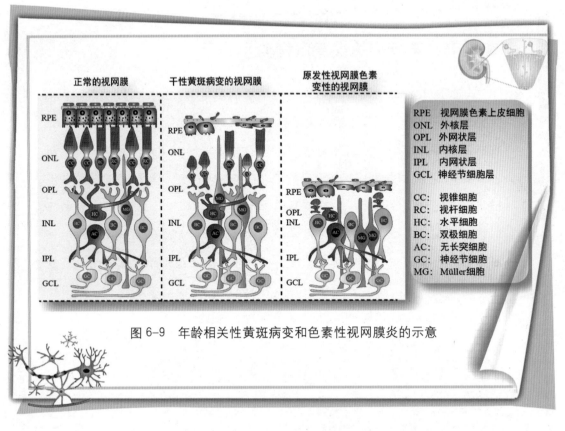

图 6-9   年龄相关性黄斑病变和色素性视网膜炎的示意

目前美国、日本、中国、以色列、韩国以及英国等多个国家的细胞生物学家和眼科医生合作，已经开展了人诱导性多能干细胞移植治疗年龄相关性黄斑病变的临床试验研究。初步研究证明，这类治疗方法是具有一定安全性的。但是目前这些临床研究均处于初期阶段，是否能够最终修复患者视网膜，使其重见光明还有很多挑战。例如，长期在体外培养的人诱导性多能干细胞来源的视网膜色素上皮细胞可能会随着培养时间的延长带来基因的突变，导致肿瘤病变的风险等。尽管目前我们仍然不知道这类细胞移植到体内后是否会出现类似的风险，诸多科学问题和临床问题有待医学科研工作者不断深入研究。探索的路上仍存在种种困难，但随着人诱导性多能干细胞分化获得视网膜上皮细胞技术的不断进步，非常有希望为眼部疾病的细胞替代性治疗带来革命性的突破。

四、视网膜干细胞能自我修复再生吗

视网膜色素上皮细胞起源于神经外胚层，位于视网膜和脉络膜血管细胞之间。视网膜色素上皮细胞是构成血-眼屏障的主要成分之一，保护眼内组织，维持视网膜的酸碱度和电解质平衡，像泵一样具有抽吸功能，促使视网膜下积液的吸收。视网膜色素细胞像一个清道夫，具有吞噬脱落的视网膜光感受器外节盘膜的作用。视网膜色素上皮细胞吸收光线，减少光散射。视网膜色素上皮细胞在视网膜中主要发挥转运维生素A、分泌神经营养因子等平衡作用。视网膜色素上皮细胞是视网膜中研究最为清楚的细胞类型。近年的研究还发现，视网膜色素上皮细胞是最具有"视网膜干细胞"潜质的细胞。视网膜色素上皮细胞的亚群在体外培养时会失去其分子标志，快速增殖，保持自我更新和多潜能分化的能力，称为视网膜色素上皮干细胞，具有重新分化为视网膜色素上皮细胞的能力。视网膜色素上皮干细胞类似于间充质干细胞，除可分化为神经细胞、脂肪细胞、软骨细胞和成骨细胞外（图6-10），还可分化为视网膜神经节、无长突神经细胞、光感受器细胞以及小胶质细胞的潜能。因此，视网膜色素上皮干细胞是一种视网膜再生的重要细胞类型。

科学家研究发现，在某些物种中，视网膜的色素上皮细胞参与产生晶状体和视网膜其他神经细胞，具有可塑性。在成体视网膜的色素上皮细胞层原位也存在少量的成体视网膜色素上皮干细胞，这类成体视网膜色素上皮干细胞是否能够在视网膜组织内直接分化，来补充损伤的视网膜上皮细胞呢？尽管这类成体视网膜色素上皮干细胞增殖能力相对较弱，但无免疫排斥、成瘤性低，相对更加安全。采用转分化的技术，原位诱导视网膜色素上皮干细胞分化，治疗视网膜退行性病变和损伤，将成为干细胞应用于临床治疗的一种可行性思路，但科学家们仍然面临很多挑战。

米勒胶质细胞是视网膜中含量最丰

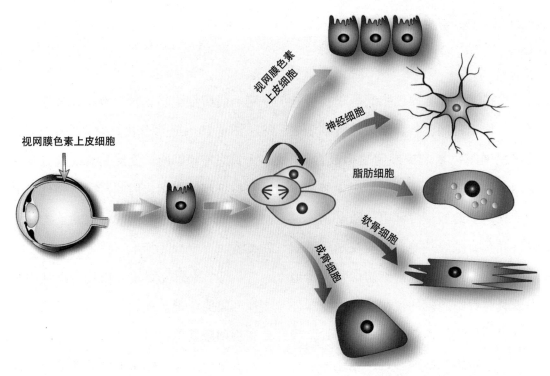

图6-10 视网膜色素上皮细胞亚群在体外培养中保持自我更新和多潜能分化的能力

富的非神经元细胞，贯穿整个视网膜，其主要功能是提供视网膜神经细胞和血管内皮细胞网络的空间及代谢水平的支持。在对鱼类和两栖类动物的研究中发现，米勒胶质细胞具有重建损伤视网膜的能力（图6-11）。

近期的一些研究发现，人的米勒胶质细胞在体外可获得细胞增殖的能力，具备"干细胞"的特征，例如表达视网膜前体细胞的一些特征蛋白。如果将增殖的米勒胶质细胞移植到新生的大鼠视网膜下区域，这些细胞不但能够存活，还可以迁移定植到视网膜各层组织中。因此，在某些特定环境下，米勒胶质细胞有可能作为视网膜干细胞，促进视网膜的再生。

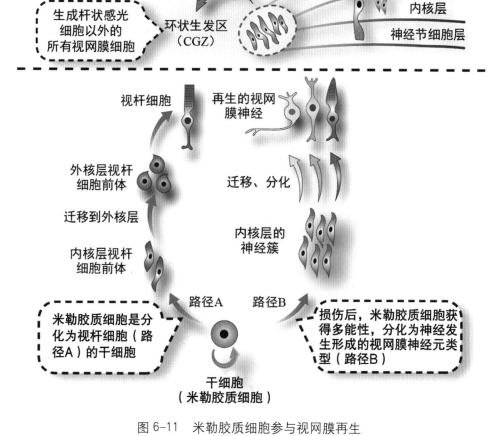

图 6-11　米勒胶质细胞参与视网膜再生

有趣的实验：小鼠又能逃避电击了！

色素性视网膜炎是一种遗传性的，逐渐发展的视网膜退行性疾病。该病导致视野进行性缩小，造成视力减弱，妨碍视锥细胞和视杆细胞接收信息和向大脑传输图像，疾病晚期中心视野也渐丧失，最终完全失明。在小鼠动物模型上，科学家曾经设计过这样一个有趣的实验：在饲养小鼠的鼠笼内光照5秒后就给予电击，让小鼠学会在感觉到光照时，为了免遭电击而逃入相邻的房间。结果，因"视网膜色素变性症"导致失明的模型小鼠无法感知光照，因此不能及时逃跑。随后，科学家首先在细胞培养室里将诱导性多能干细胞定向分化为视网膜中的视细胞，并移植到失明模型小鼠的视网膜中（图6-12），移植细胞的10只失明模型小鼠中，有4只在鼠笼内有光照后学会及时逃走，结果证明，这些失明模型小鼠的眼睛重新获得了感光的能力。这个研究成果证实了通过移植诱导性多能干细胞的技术，有希望为色素性视网膜炎的患者带来重见光明的新希望。

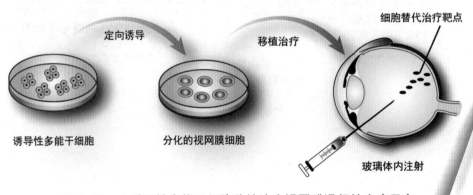

图6-12　人诱导性多能干细胞移植治疗视网膜退行性疾病示意

▶ 五、人工视网膜能还盲者一片光明吗

视网膜色素变性和老年黄斑病变导致视杆细胞和视锥细胞死亡，使患者逐渐丢失视觉。是否可通过将微电极阵列紧贴于视网膜外表面，转换外部电信号直接刺激神经节细胞产生视觉呢？这不是科学家们的异想天开，而是人工视网膜的基本原理。人工视网膜恢复视觉的基本要求是患者可以独立行走，识别人脸以及阅读。为了满足这些基本要求，微电极阵列（芯片）的数目要高于 1 000（32×32）个。人工视网膜芯片替代了变性的光感受器细胞接受光刺激并转化为电信号，刺激仍有功能的视网膜各层细胞，使视皮层产生视觉。随着硅微加工技术和石墨烯"超级材料"的发展，通过光刻等技术，可以在微米，甚至纳米尺度上制备元器件，使生物-微电极阵列器件在柔性基底上能够折叠弯曲，适应于眼内植入（图 6-13）。随着人类科学技术的发展，微电子技术、微电极阵列技术、电子物理学、材料科学、眼科学的融合和发展，失明患者重新看到斑斓的世界不再是梦想！

在视网膜再生的研究领域，发育生物学家、干细胞生物学家以及临床眼科医生的合作团队，已经在视网膜损伤机制，制备视网膜细胞用于再生治疗，以及如何进行视网膜细胞移植理论与技术等研究中不断取得重要的突破。

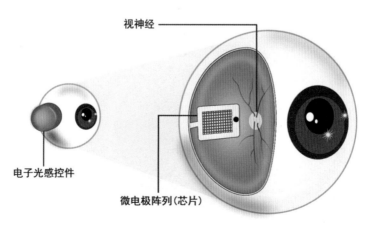

视神经

电子光感控件

微电极阵列(芯片)

图 6-13　人工视网膜的原理

随着科技的发展，科学家们希望借助 3D 生物打印技术，能够让失明者真正看到这个世界。英国剑桥大学再生医疗研究所的科学家们用大鼠进行试验，将视网膜的神经节细胞和神经胶质细胞与仿生材料 3D 打印技术相结合，获得了具有功能的视网膜组织。这一突破性的进展为人类治愈失明带来了希望（图 6-14）。

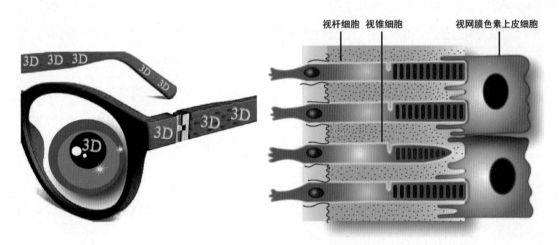

图 6-14　3D 打印眼部活细胞

虽然，视网膜再生的临床治疗还有很多技术难题等待我们去攻关，但是我们坚信，只要科学家们不断追寻真理，勇于探索，最终一定能够让更多的失明者重见光明，重获新生。

第七章
如何修复我们一颗受伤的心——心脏再生

▼

我们在影视中或在现实生活中看到抢救危重患者的情景时，心里总是有股莫名的沉重感，会感受到心脏对于一个人的生命是多么重要！医生在抢救患者时，最关注的是患者的心脏还跳不跳，以及跳得怎么样。心脏的持续跳动是维持生命的基础。

人的心脏是一个不知疲倦的动力泵，只要生命不息，它就跳动不止。那么，心脏跳动的奥秘在哪里呢？一些鱼类、两栖类和新生的哺乳类动物的心肌细胞在心脏损伤后具有增殖能力，可以实现心脏的完美再生，那么我们人类的心脏是否可以再生？现实却残酷地告诉我们，心脏病是全世界人类死亡的主要原因。一旦心肌梗死发作，心肌细胞大量死亡，心脏组织遭受损伤，心肌细胞不但无法再生，而且损伤局部会坏死、成纤维细胞增生，发生不可逆转的纤维化，导致瘢痕形成，阻碍心脏正常收缩，导致全身供血不足，随之瘢痕扩大，出现心力衰竭，危及生命。

目前研究已经证实人体的多个组织器官含有干细胞，这些组织特异性干细胞可以在组织损伤修复中发挥重要作用，那么心脏是否存在组织特异性的心脏干细胞？近年来，随着有关诱导性多能干细胞的研究不断深入，诱导多能干细胞向心肌定向分化促进心脏再生是否靠谱？是否可以将瘢痕组织的成纤维细胞原位逆转为功能心肌细胞？如今科学家们在修复心脏损伤或心脏再生领域中一直不断辛勤耕耘、探索新的发现，开发心再生的分子机制，研发和应用人工心脏等，目的是为数百万心血管疾病患者带来新生的曙光。

心脏位于胸腔，左右两肺之间的纵隔内，约 2/3 在中线左侧。心尖钝圆朝向左前下方，在左胸前壁第 5 肋间隙锁骨中线内侧 0.5 ～ 1.0 厘米处可摸到心尖搏动。心脏的跳动是一种规律的、自动节律的跳动。心的主要功能是推动血液流动，向身体的各大组织、器官提供必要的血流量，为生命活动的运行提供氧及各种营养物质，并将代谢废物运输走。心肌收缩的时候，血液进入动脉流遍全身，心肌舒张的时候，血液从静脉流回心脏。人从生到死，心脏一直都在跳动。

如果心脏终止了跳动，就会危及生命。那么，具有如此重要作用的心脏为什么会跳动呢?

首先我们从心脏的形态结构说起，成年人的心脏有拳头那样大，位于胸腔纵隔内偏左下方。心脏为中空结构，心脏的空腔如一个大套房，由 4 个房间构成，分别叫做左心房、右心房、左心室、右心室（图 7-1）。

心脏主要由心肌细胞组成。心脏能够有节律地跳动，依赖于两种心肌细胞：工作细胞和自律细胞。心房肌和心室肌

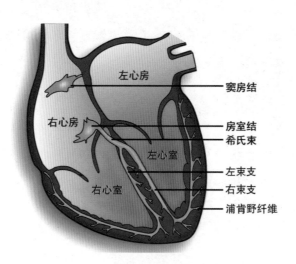

图 7-1　心脏的腔室及心脏传导束

细胞属于工作细胞，它们有稳定的静息电位，主要执行收缩功能。窦房结细胞和浦肯野细胞属于自律细胞，是一种特殊的心肌纤维，具有自动节律性兴奋的能力。心脏传导系统包括窦房结，结间束，房室结，房室束，左、右束支和浦肯野纤维。窦房结是正常的起搏点，位于右心房壁内，窦房结内的起搏细胞发生的兴奋通过过渡细胞传至心房肌，使心房肌收缩。同时兴奋可经结间束下传至房室结。最后经左、右束支和浦肯野纤维迅速到达心室肌，引起心室收缩。形象地说，窦房结是一个特殊的组织，是心跳的发源地。它每隔一定的时间，产生一次极其微弱的电流。这种电流发出后，就像在平静的湖面扔进一块石子，激起的涟漪沿着心房的肌肉向四周扩散到房室结，再经心的传导系统一直传到每条心肌，最后引起整个心脏收缩。

小资料：心脏传导系统发现历程

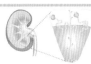

　　心脏传导系统的发现，否定了心脏起搏是神经支配源性的学说，历经重要的发现有：1845 年浦肯野（Purkinje, Jan Evangelista）发现的一种传导心肌电信号的特殊纤维，命名为浦肯野纤维；1893 年威廉·希氏（Wilhelm His）发现心房和心室之间的特殊传导结构房室束（希氏束）和左右束支；1905 年田原淳发现房室结（田原结），并发现希氏束的分支连接于扇形的浦肯野纤维。1901 年，威廉·爱因托芬（Willem Einthoven）发明了弦线电流计以记录和测量心脏的电活动，这就是如今我们熟知的心电图仪的雏形。之后，通过爱因托芬心电图，验证了窦房结的位置。1924 年威廉·爱因托芬因发明心电图仪而获诺贝尔生理学或医学奖。

二、什么是冠心病

一个精力充沛、健康的中年人，突然感到胸痛、心慌、气短，紧急送到医院被诊断是心肌梗死，俗称"心梗"。有些患者心梗发作之后，身体大不如前，每况愈下，体能逐渐下降，发展为终末期心力衰竭。心梗通常是由于冠心病引起的，冠心病由于其发病率高，死亡率高，严重危害人的身体健康，而被称作是"人类的第一杀手"。在我国，冠心病发病率和死亡率呈逐渐上升趋势。什么是冠心病呢？冠心病是指冠状动脉（供给心脏营养物质的血管）发生病变，使冠状动脉狭窄甚至阻塞，从而导致心肌缺血、缺氧和影响心脏功能的一种心脏病，亦称缺血性心脏病（图7-2）。心脏缺血损伤后会造成大量心肌细胞死亡，通常

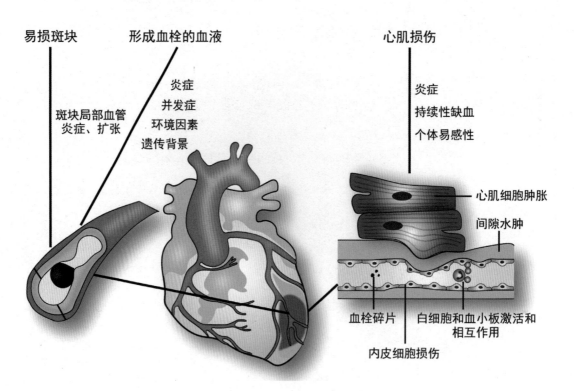

易损斑块　　　形成血栓的血液　　　　　　　心肌损伤

斑块局部血管
炎症、扩张

炎症
并发症
环境因素
遗传背景

炎症
持续性缺血
个体易感性

心肌细胞肿胀

间隙水肿

血栓碎片　　白细胞和血小板激活和
　　　　　　相互作用

内皮细胞损伤

图 7-2　冠心病发生机制

会形成瘢痕，就是我们常说的心肌梗死。

人类的左心室含有 20 亿～ 40 亿个心肌细胞，而一次心肌梗死在几小时内就可以丢失掉 20%～ 40% 的心肌细胞。临床上心肌梗死后，由于心脏收缩功能下降，长期多会导致心功能衰竭，最终导致患者死亡。

心脏衰竭发生后，唯一有效的方法就是进行心脏移植手术，除高昂的医疗费用外，更难的是获取移植配型相符的异体心脏来源。目前临床针对终末期的心脏病最有效的治疗方法是异体心脏移植，可延长患者的生命，改善生活质量。但是异体心脏移植需要获得合适人类白细胞抗原配型的心脏，谈何容易？多数患者只能躺在床上度日直到去世。面对这样的现实，人们不禁会想到"心脏能不能再生"？

心脏是一个昼夜不停工作的脏器，必须保证充足的血液供应，心肌的血液供应来源于发自主动脉根部的左、右两支冠状动脉，负责心本身的血液循环。

在生命的长河中，心始终有节律地收缩、舒张，勤勤恳恳地坚持工作，平均跳动 80 次 / 分，每天向全身输送 8 000 升血液。然而，终生任劳任怨、勤勤恳恳工作的"模范"——心脏，却是人体内再生能力最差的器官。人小肠上皮细胞的更新时间为 7 天，红细胞的更新时间为 4 个月。而心肌细胞每年仅有 0.3%～ 1% 的细胞被更新。因此，从出生开始，心的大部分心肌细胞将终生陪伴着我们，一旦损伤，心肌细胞很难被再生修复，将由成纤维细胞取代，形成瘢痕组织（图 7-3）。

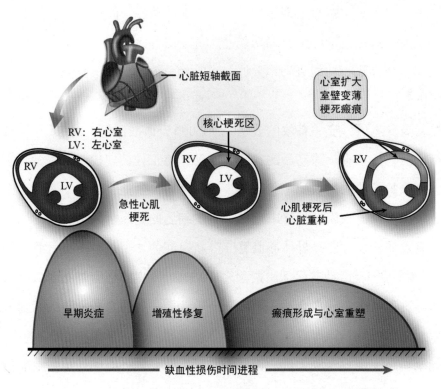

图 7-3　心肌细胞损伤将被成纤维细胞取代而形成瘢痕组织

心脏能否再生，一直是再生医学最重要、最活跃的研究领域。低等脊椎动物心肌细胞表现出较强的心脏再生能力，已有研究显示，有尾目的两栖类和硬骨鱼都具有显著的心脏再生能力。例如，成年的斑马鱼心室被切掉20%后还可以通过心脏细胞增殖再生出完整的心脏，并且没有留下瘢痕。但是目前还不清楚成年哺乳动物的心脏是否具备这种再生能力。已有研究发现，新生小鼠的心脏损伤后可以再生。新生小鼠心脏的再生过程受神经支配的保护，神经支配分泌神经生长因子、神经调节蛋白-1，及一些炎症因子可促进新生小鼠心脏的损伤再生（图7-4）。

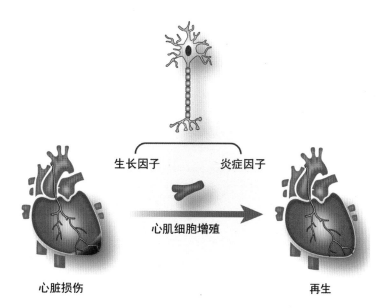

生长因子　炎症因子

心肌细胞增殖

心脏损伤　　　　　　　　　　再生

图 7-4　新生小鼠心脏再生依赖神经支配

有趣的实验：小鼠的心脏能再生吗？

为了研究哺乳动物的心是否可以再生，研究人员切除了刚出生一天的小鼠左心室的尖端的心肌层。研究结果显示，左心室尖端的切除刺激了心肌细胞的增殖，尖端不断再生，到 21 天可以观察到心肌层则完全恢复。新生的心肌细胞被证明是由原先没有损伤的心肌细胞增殖而来。但是出生 7 天后的小鼠没有那么幸运，切除的心尖的心肌层，并没长出心肌来，而是纤维化的组织（图 7-5）。研究人员比较研究了心肌受损 7 天后再生和非再生小鼠心脏的转录组、基因组和蛋白质组表达的数据，发现对心脏再生所涉及的分子环境起到特殊的影响作用。新生小鼠心脏的再生过程是一种独特的免疫反应，受损心肌仍可保留"胚胎心源性基因程序"，促成了心肌再生。在胚胎心源性基因程序中，巨噬细胞释放的趋化因子促进心脏再生。

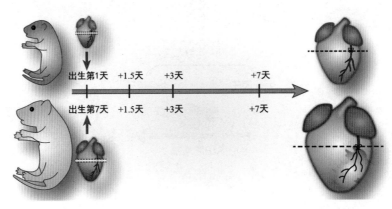

图 7-5　新生小鼠心脏损伤后再生

成年人的心肌细胞被认为是终末分化细胞，多数不能进入细胞周期，失去分裂增殖能力。损伤的心肌不能依靠心肌细胞增殖而自愈，而是纤维化，形成瘢痕，最终引起心力衰竭。心力衰竭是各种心脏疾病发展的终末阶段，也是以心肌细胞丢失、残留心肌细胞功能低下为主要特征。心脏再也无法像损伤之前那样有效地进行泵血功能。目前医学界仍缺乏有效的使梗死心肌修复的方法。

▶ 四、心脏干细胞存在吗

人的一生伴随着个体的生长、发育、成熟和衰老。通常在没有心脏病的情况下，男性成年人（研究资料：纳入研究人年龄 17～95 岁，共 53 人）随着个体的衰老，大约每年会丢失 1 克的左心室的心肌组织，约 2 000 万个心肌细胞。因此，促进心肌细胞的再生，恢复有功能的心肌细胞的数量，从根本上修复损伤的心肌组织，已成为科学家们努力的方向。

20 世纪 40 年代后期，人们开始对造血干细胞进行研究。造血干细胞是目前研究最为清楚、应用最为成熟的成体干细胞。造血干细胞移植治疗血液系统及其他系统恶性肿瘤、自身免疫病和遗传性疾病等均取得令人瞩目的进展，极大促进了这些疾病的治疗，同时也为其他类型成体干细胞的研究和应用奠定了坚实的基础。随着干细胞的研究进展，研究人员已经在造血系统以外其他多种组织和器官内发现成体干细胞的存在，如神经干细胞、乳腺干细胞等。关于成体干细胞，有一点是非常重要的，通常在器官组织内只含有极少量的干细胞。大多数成体干细胞存在于组织的特定区域内，在数年内都维持静止休眠状态——即保持不分裂的状态，处于细胞增殖周期的 G0 期，直到组织受到损伤或发生疾病时被激活，才进入细胞周期开始分裂。成体干细胞的应用研究是再生医学的一个重要组成部分，随着对成体干细胞可塑性研究的不断深入和临床应用研究的不断发展，成体干细胞最终走向临床应用的希望越来越大。

读到这里，人们不禁会问心脏是否也存在干细胞呢？

科学家们采用了先进的分子生物学和遗传技术，收集小鼠在发生心肌梗死之前和之后能够进行细胞分裂的心脏细胞，分析其细胞图谱。研究证实，心脏受损后，很多类型的细胞都会进行分裂增生，但没有一种细胞能产生新的心肌细胞。该研究得出了令人失望的结论：心脏干细胞并不存在。在已往的研究中被错误认为的心脏干细胞，最终形成血管内皮细胞或免疫细胞，但从未产生心肌细胞（图7-6）。

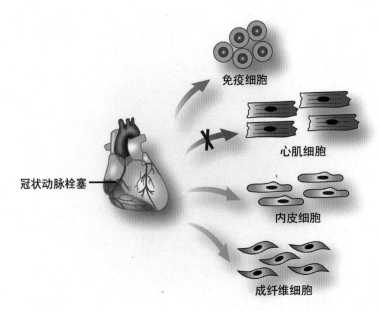

图7-6　心脏损伤后，受损部分的分裂细胞最终形成成纤维细胞、内皮细胞、免疫细胞

反面教材：心脏干细胞数据造假，研究倒退数十年

　　谈到心脏再生的有关话题，我们不得不提一位所谓"科学家"皮耶罗（Piero Anversa）。皮耶罗是什么人呢？在心脏病学界，他可是个响当当的泰斗级人物。

　　皮耶罗在哈佛医学院从事心脏病的研究工作，他领导的研究小组在著名国际专业期刊发表论文认为"人类的心脏是一个高度活跃、有很强可塑性的器官，心脏拥有自己的干细胞。心肌干细胞可以像其他干细胞一样，有可控性，如果引导得当，可以再生出新的心肌细胞来"。皮耶罗发现了心干细胞的存在，并有临床研究证据，这样推翻常识的突破性研究自然引起了学界的强烈关注，似乎他的研究给无数心脏病患者带来了生的希望。但是，2018年的一则震惊学术界的消息却把皮耶罗拉下了学术的神坛，相关的31篇有关心脏干细胞的文献宣布撤稿。

　　因为，世界多个知名的实验室都发表论文称，无法重现皮耶罗小组的实验结果，用翔实的数据否认了皮耶罗文章的可能性。2014年，哈佛学术委员会开始调查皮耶罗。调查的结果是他的论文伪造数据。科学研究做不得半点虚假，即使原来高高在上如同神祇，最终也会被无情地打落神坛。

　　皮耶罗的造假结果给全世界心脏病研究的学术界带来了沉重的灾难，使相关研究倒退数十年！荆棘丛生疑无路，拨开烟雾又一村。科学家们披荆斩棘寻找研究心脏再生的新道路。

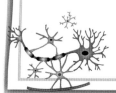

人类诱导性多能干细胞实现了"生命时钟"的逆转，是干细胞研究领域的一项重大突破，它回避了由来已久的伦理争议，解决了干细胞移植医学上的免疫排斥问题，使干细胞研究向临床应用又迈进了一大步。随着诱导性多能干细胞技术的不断发展以及技术水平的不断更新，它在生命科学基础研究和再生医学领域应用的优势已日趋明显。

近年，利用诱导性多能干细胞定向心肌分化逐渐成为主要研究方法（图7-7）。为了获得高纯度的分化的心肌细胞，科学家们采用心肌分化关键信号通路的抑制剂对信号通路进行时间特异性的调控，获得的心肌细胞纯度可以达到90%以上，然而还未达到临床应用要求。科学家发现心肌细胞与非心肌细胞对葡萄糖代谢存在显著差异，因此在诱导性多能干细胞定向分

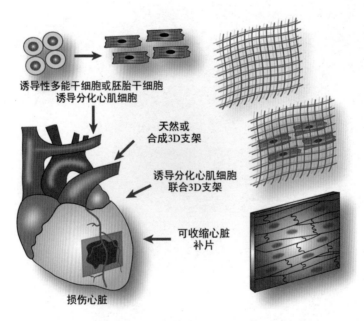

图7-7 诱导性多能干细胞和胚胎干细胞定向诱导分化
为心肌细胞联合生物材料支架移植修复损伤心肌

化为心肌样细胞后，再经葡萄糖缺乏的培养过程筛选，纯化心肌细胞的纯度可达到99%以上。这些研究为诱导性多能干细胞来源心肌细胞的临床应用奠定了基础。

诱导性多能干细胞定向心肌细胞分化技术的迅猛发展似乎让心脏再生变得更具可能性和操控性。借助于诱导性多能干细胞技术可以对不同患者进行个性化治疗，通过分离患者的皮肤或尿液细胞，将其转化成为该患者定制的诱导性多能干细胞，再定向分化成为心肌细胞，将体外分化的高纯度心肌细胞重新注入患者体内，从而达到修复受损心脏组织的目的。但是我们知道，心肌梗死后，超过10亿个心肌细胞死亡，为了能够有效地再生心脏，需要体外注入至少上亿数量级的心肌细胞以修复受损心脏，如何大规模培养诱导性多能干细胞，并分化成为心肌细胞也面临巨大挑战。在诱导性多能干细胞真正走向临床用于心脏再生修复之前，仍然有漫长的路要走！

▶ 六、能在心脏原位实现心肌修复吗

诱导性多能干细胞技术是将终末分化的细胞在特殊条件下逆转到原始的多潜能状态，具有与胚胎干细胞一样的多潜能性，终末分化细胞逆转的过程称为去分化。细胞转分化是将一种终末分化类型的细胞表型直接重编程成为另一种具有不同形态功能的终末分化细胞类型的现象。即在一定条件下，控制发育方向的转录因子表达发生了改变，从而使分化细胞特定的分化方向发生改变（图7-8）。该技术不经过多能干细胞阶段，将一种相对丰富易获取的细胞转变成为另一种相对缺少却具有重要功能的细胞。

科学家采用大鼠梗死区心肌和正常心肌中的成纤维细胞进行体外培养，将 *MyoD* 转录因子基因转入体外培养的成纤维细胞中，发现 *MyoD* 转录因子可以把成纤维细胞转分化为成肌细胞。细胞转分化机制涉及转录调控和表观遗传调控。借助这个科研思

路，多个研究小组获得转分化的神经元、肝细胞、β 胰岛细胞等。心脏发育早期的关键转录因子 *Gata4*、*Mef2c* 和 *Tbx5* 诱导成纤维细胞转分化获得心肌细胞（图 7-9）。诱导性心肌样细胞表达心肌标志性基因，表现出和成熟心室肌细胞相似的动作电位。

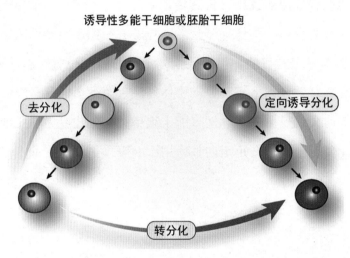

图 7-8　诱导细胞不同分化表型

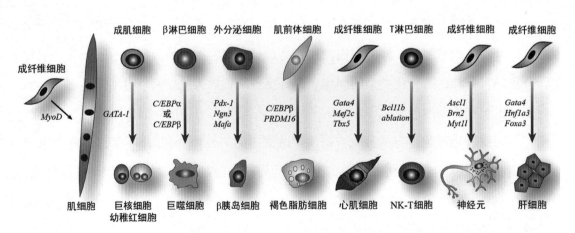

图 7-9　转录因子诱导细胞转分化

近些年，多种小分子化合物在转分化方面的作用初露端倪。小分子化合物因其靶点相对清晰、作用相对可控的独特优势，通过调控细胞信号转导通路和表观遗传在重编程转分化中发挥重要作用。在 2016 年，科学家首次报道化学小分子在人成纤维细胞心肌转分化中获得成功。经鉴定小分子诱导的人成纤维细胞转分化的心肌细胞具有均匀收缩，类似于人心肌细胞的转录组、表观遗传及电生理特性等特点。同时，诱导后的细胞植入心梗模型小鼠后显示出很好的微环境适应性，并可进一步在体内分化为成熟心肌细胞。未来进一步优化小分子诱导转分化的方案，是否可实现原位心脏修复？

心脏除最重要的功能心肌细胞外，还有心肌成纤维细胞，占整个心脏细胞总数的一半以上，发挥着结构支持、旁分泌信号因子以及修复损伤的作用。此外，心梗发作后诱导成纤维细胞大量增生替代坏死的心肌细胞，形成瘢痕。若能将心脏中的成纤维细胞重编程为心肌细胞，对心源性疾病的治疗将会有很大

的帮助。为此研究人员一直致力于寻求不经过多潜能状态，将成纤维细胞直接重编程为功能性心肌细胞的最佳策略。上述体外试验研究已经在转录因子、miRNA、小分子诱导转分化心肌细胞方面取得了令人鼓舞的成果。如果能实现在损伤心脏原位将心脏成纤维细胞直接转分化为功能心肌细胞，将更具有临床应用的优势，规避了细胞移植相关的归巢、存活、迁移等问题。最近已有报道在小鼠体内将非心肌细胞转分化为功能性心肌细胞，而且比体外有更高的效率（图 7-10）。

总的来说，人体受损器官原位直接转分化的研究，为再生医学治疗奠定了基础，是再生医学发展的趋势，也必将给心血管疾病治疗带来革命性的改变。以心梗为代表的大多数心脏疾病与心脏纤维化有关，借助直接转分化技术，或许不久的将来可直接将"诱导组合物"引入靶组织中，诱导瘢痕内成纤维细胞转分化为成熟的、有功能的心肌细胞，增加功能心肌细胞数量，缩小瘢痕，进而恢复心脏功能，改善患者生活质量。

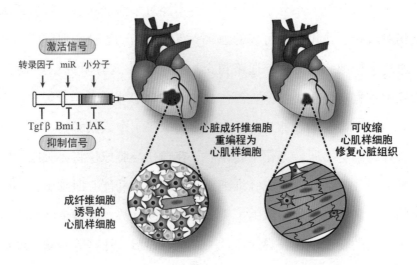

图 7-10　心肌损伤部位原位重编程——从瘢痕转分化到心肌

第八章
星星之火可以燎原——进击的肝

▼

《黄帝内经》中的《素问·灵兰秘典论》提到："肝者，将军之官，谋虑出焉。"在我国古人的认识中，肝与人的精神意志密切相关。作为人体内最大的内脏器官（占人体质量的 2%～5%），肝脏对于人体功能的重要性很早就被人们认识。

肝脏是身体内以代谢功能为主的重要器官，参与消化、凝血、内分泌和解毒等。肝脏中没有痛觉神经，代偿功能强大，又是人体最大的"化学加工厂"，可以处理 1 500 多种化学反应，易受到有毒物质的伤害。肝病变早期没有特异的症状，常常被忽视，延误治疗。俗话说"胃是喇叭，肝是哑巴"。从中医的养生之道，春季万物升发，而肝恰恰是五行中的"木"。有人言"肝木发生，犹如树木，枝枝叶叶，无拘无束，疏泄条达，生机勃勃"。由于肝脏有很强的解毒能力，日常受伤害最多，因此肝脏练就了一身"自我更新"的功夫。科学家不仅对肝脏的结构、功能有了非常细致的了解，而且对于肝脏的一大本领"再生"，也已经在微观的分子水平上有了非常多的了解。

在医学高度发展的今天，肝脏对于生命个体活动的重要性得到越来越深入的研究。更为激动人心的是，通过诱导性多能干细胞等技术的发展，科学家们已经初步掌握了在体外制作人体肝细胞和组织的方法。这对于肝脏相关的疾病治疗，具有非常重要的意义。

当代医学认为，肝脏是人体最大的代谢器官，能够行使 500 多种不同的功能，在维持机体的代谢平衡方面发挥着重要的作用。如果我们能够缩小潜入肝脏的空间，那么将发现这里不是世外桃源，而是热火朝天的进击战场。成千上万的肝细胞就像一支训练有素的大军，井然有序地投入到不同的战斗任务当中。肝脏中最主要的细胞类型是肝细胞，又称为肝实质细胞，是肝功能最主要的执行者。人体的肝脏中约有 $27×10^9$ 个肝细胞，占据肝脏总细胞量的 60%，总体积的 80%。除肝细胞之外，肝脏中其他的细胞类型包括胆管细胞、内皮细胞、肝窦内皮细胞、隐窝细胞、库普弗细胞和肝星状细胞等，这些细胞和肝脏细胞共同构成了肝脏这个有机的整体（图 8-1），行使肝脏的重要功能。

肝脏行使的主要功能包括：①分泌胆汁，帮助小肠降解吸收脂肪等多种营养物质；

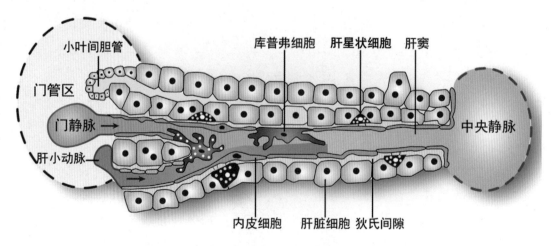

图 8-1　肝脏主要的细胞类型

②代谢降解，包括降解胆红素在内的多种体内代谢产物，保持体内环境的清洁；③合成凝血因子，支持血液凝血功能；④分泌多种激素，分泌胰岛素样的生长因子、血管紧张素原、促血小板生成素等，调控身体的新陈代谢；⑤肝脏是储存糖原的主要器官，是人体内胆固醇等脂类物质的合成和运输中心；⑥肝脏存储维生素和微量元素等生命活动必需的物质；⑦肝脏是药物代谢最主要的器官，也是药物毒性和副作用发生的关键场所之一；⑧肝脏具有的固有免疫系统对于抵御外来病原体入侵发挥了重要作用；⑨肝脏是新生儿的造血器官，成年后肝脏就像一个备用血库，需要时可以提供一部分血液。这些功能如果少了任何一项，都会极大地影响人体的生命健康。由此可见，肝脏是保障生命"岁月静好"的那个默默负重前行的守护者（图8-2）。

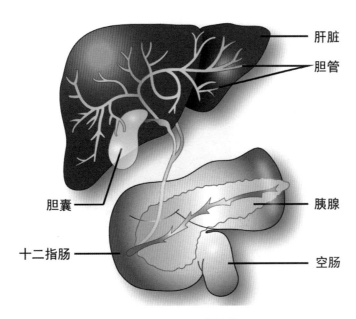

图 8-2　肝脏结构

小常识：喝酒为什么伤肝？

　　酒的主要成分是乙醇。乙醇在肝脏内先经乙醇脱氢酶和乙醛脱氢酶的催化氧化为乙醛、乙酸，再氧化为二氧化碳和水，这一过程称为氧化解毒（图8-3）。由于血液在肝血窦内不断流动，肝脏解毒的同时，身体的其他部位正常运转中还会继续产生代谢产物。所以血液内始终存在一些毒素，永远都解不完。然而，酗酒导致体内乙醇过多，加重肝解毒净化的负担，肝脏的代谢功能下降，使体内毒素在血液中的含量大大增加。乙醛对人体有较大的危害作用，使肝脏解毒功能受损，最终人体的肝在乙醇和乙醛的作用下，形成乙醇中毒性肝炎和肝硬化。所以，保护肝脏，尽量少喝酒。

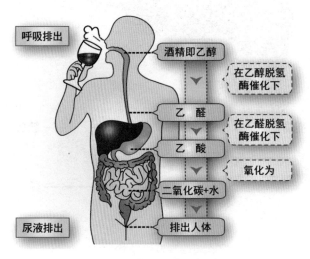

图 8-3　乙醇在肝脏内的吸收与代谢

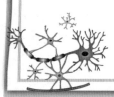

肝脏作为生命代谢的核心器官，无时无刻都在接受体内代谢废物和外来毒性物质的持续冲击。这排山倒海的攻击，无疑会给肝细胞造成持续积累的损伤。长此以往，肝脏将会变得伤痕累累。幸运的是，长久的演化特别是自然选择赋予了肝脏一个神奇的功能，就是受损后及时快速的再生。关于这一点，古希腊的人们很早就有认识。前面引言中提到的普罗米修斯的神话，表明古希腊人清楚地了解肝脏具有再生能力。虽然没有神话中那般夸张，但是肝脏的确也是体内少数具有强大再生能力的器官之一。1931 年，希金斯（Higgins GM）和安德森（Anderson RM）在大鼠试验中，手术切除了 70% 的肝脏，术后很短时间，大鼠的肝脏就通过再生恢复到了正常大小（图 8-4）。那么，肝细胞是如何具备了这种神奇的再生能力呢？

组织器官要实现再生，无疑需要组

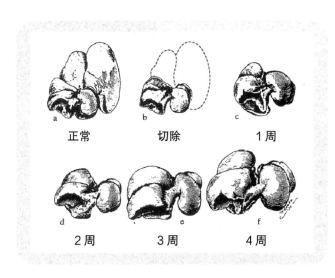

图 8-4　希金斯和安德森手术切除大鼠 70% 的肝脏（b），
4 周之后被切除肝脏再生恢复到正常大小（f）

织内部细胞的大量繁殖。令人惊奇的是，正常情况下，绝大部分的肝细胞处于静息的状态，只是默默地工作，并不具备自发增殖的能力。因此，肝细胞的再生，与外界的损伤刺激密切相关。在损伤的情况下，体内的免疫系统会很快形成炎症反应，分泌一系列应激信号，这些应激信号会到达肝脏，首先激活肝脏内的非肝实质细胞（如库普弗细胞）。这些细胞被激活后，会告诉它们的邻居肝细胞：我们的队伍数量不多了，需要增殖了！在肝脏部分切除的情况下，非肝实质细胞分泌激活肝细胞增殖的两个关键信号，肿瘤坏死因子-α 和白细胞介素-6 细胞信号通路。神奇的是，除肝脏内部的细胞会分泌信号唤醒肝细胞之外，肝脏之外的器官，如甲状腺、胰腺等器官，也会从遥远的地方分泌信号，通过血液循环抵达肝脏，帮助启动肝细胞的增殖。由此可见，肝脏的再生，从来不只是肝脏的内部问题，这是一个涉及生命个体整体协同运行的大工程。

近年研究不断发现，肝脏内还有一些细胞参加肝脏自卫反击战。如位于中央静脉周围的、具有 Axin2 和 Tbx3 转录活性的双倍体肝细胞，受 Wnt 干细胞信号通路调节，在受到毒性损伤后，这些细胞可进行自我更新，补充受损的肝细胞，是一群更具有自我保护性的细胞（图 8-5）。此外，科学家们还陆续发现表达端粒酶的肝细胞、胆管细胞等可参与肝脏再生。

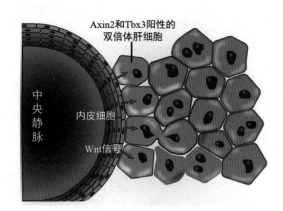

图 8-5 位于中央静脉周围 Axin2 和 Tbx3 阳性的双倍体肝细胞具有自我更新能力

知识卡：库普弗细胞

库普弗细胞是以著名的神经解剖学家和胚胎学家卡尔·库普弗（Karl Wilhelm Kupffer，1829-1902）的名字命名的细胞（图8-6）。库普弗细胞是肝脏中的常驻巨噬细胞，也是体内最大的常驻组织巨噬细胞群，在先天性免疫反应中起着关键作用。库普弗细胞清除循环系统中的颗粒，以及死亡的红细胞，与肝实质细胞一起构成了经典的网状内皮系统。

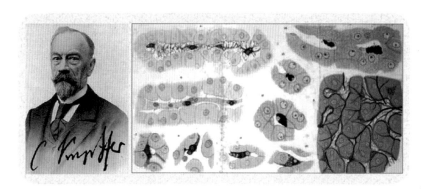

图 8-6　神经解剖学家和胚胎学家卡尔·库普弗发现的库普弗细胞

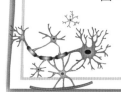

在众多外界激活信号的帮助下，肝细胞满血复活了，从静息的状态迅速转变为增殖的状态：在大鼠肝脏部分切除模型中，12 小时内就能检测到肝细胞 DNA 复制活动增强的迹象，并且在 24 小时内就可以达到顶峰。短时间内，大鼠肝脏中的肝细胞数量就能恢复到受损前的数量。在肝细胞大量增殖的同时，肝脏内的非肝实质细胞也没闲着，它们也会跟随肝细胞的节奏，也开始启动增殖。这样，在很短的时间内，大鼠的肝脏再生就能得以完成。人肝脏的再生速度虽然不如大鼠这般迅速，但是在肝部分切除手术后也通常能在 1 年的时间内通过再生恢复正常。正是因为肝脏具有如此强大的再生能力，使得众多肝病的手术治疗成为了可能。看来助力肝脏再生的推手是非肝实质细胞。已有研究表明，肝窦内皮细胞是非肝实质细胞的主要细胞群，可通过调节肝窦内皮通透性，促进物质交换助力肝脏再生。再如库普弗细胞吞噬作用等，尽管目前的研究还未完全明确，但提示非肝实质细胞在肝脏再生和肝脏衰竭中具有重要的作用。

无论是肝实质细胞还是非肝实质细胞，肝脏再生中它们如何运筹帷幄，想必你一定惊叹于它们的增殖能力，但是任何事物都有两面性：一旦肝脏再生这列火车加速飞驰，那么它怎么再次停止下来？如果肝细胞无限地增殖下去，那么与肿瘤细胞无异，将危害生命健康。幸运的是，长期的生物演化已经安排好了一切。当肝脏再生到和原来大小相差无几的时候，体内自然而然会产生一些信号，如转化生长因子-β 信号，让肝细胞逐渐停止增殖。但是，目前科学家对于这一停止再生过程的了解仍然远远不够。只有进一步充分地理解了肝脏再生停止的机制，才有可能开发新的治疗手段，用于肝病的治疗。

四、现代干细胞技术是如何制造肝脏细胞的

肝脏自身强大的再生能力确实使得肝脏如同古希腊神话中的英雄阿喀琉斯一般近乎无敌。但是，像阿喀琉斯的脚后跟一样，肝脏也有自己的弱点。某些损伤仍然能够突破肝脏再生的能力极限，而这种情况一旦发生，就会危及人的生命。此时，唯一能够挽救人生命的，就是肝脏器官的异体移植。这一手术目前已经挽救了成千上万人的生命。但是，移植肝脏的供体是极其有限的，许多重症肝病的患者常常在等待肝脏供体的漫长过程中走到了生命的尽头。获得大量的肝组织来治疗重症肝病是科学家要实现的目标，因此，科学家一直致力于研究通过干细胞与再生医学技术在体外制备大量的功能性人肝脏细胞。近年来也取得了鼓舞人心的进展。

前面提到过人诱导性多能干细胞能够分化产生各种类型的人功能细胞，这其中也包括肝脏细胞。早在2007年，我国科学家就首次建立了将人胚胎干细胞定向分化为肝脏细胞的技术，这一技术

目前是国际上诱导多能干细胞定向分化制备人肝脏细胞研究中应用最为广泛的技术之一（图8-7）。为了解决通常肝脏移植手术中的免疫排斥问题，利用患者来源的诱导性多能干细胞分化制备肝脏细胞是一条理想的解决途径。在2009年，我国同一个研究团队的科学家首次采用人诱导性多能干细胞在体外分化制备了人肝脏细胞，从理论上证明了这条途径的可行性。经过多年的努力，目前科学家已经可以通过人诱导性多能干细胞定向分化高效制备功能性的人肝脏细胞（图8-8）。如何将这些体外制备的肝脏细胞应用于临床，是下一步需要解决的问题。

除了人诱导性多能干细胞定向分化制备的肝脏细胞，还有其他途径可以在体外制备人肝脏细胞吗？当然是有的，而且不止一条。首先是谱系重编程。与诱导多能干细胞技术不同，谱系重编程不需要将功能细胞诱导到多能干细胞的阶段，而是走一条捷径，将一种功能细

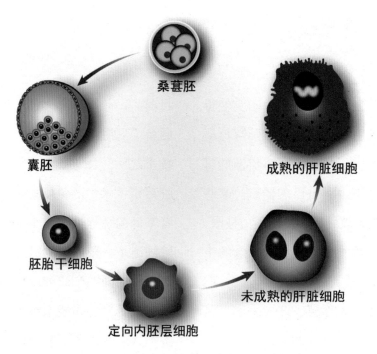

桑葚胚

囊胚

胚胎干细胞

定向内胚层细胞

未成熟的肝脏细胞

成熟的肝脏细胞

图 8-7 胚胎干细胞定向分化为肝脏细胞

胞直接诱导为另一种功能细胞。这一方法的优势在于可以规避诱导多能干细胞分化过程中可能残留的诱导多能干细胞在体内随机分化的风险。2014 年，我国科学家首次通过谱系重编程的方法，将人成纤维细胞诱导为人肝脏细胞。另一种途径是将体内的肝脏细胞分离出来在体外大量扩增。这一方法听起来很直接又简单，但是实现起来困难重重。早期研究的严酷事实表明，人肝脏细胞在通常情况下很难在体外培养维持功能，更谈不上增殖。直到近年来通过对培养条件的优化，科学家们才找到了在体外大量扩增以及维持肝脏细胞功能的方法（图 8-8）。

随着制备人肝脏细胞的技术手段的不断进步，重症肝病的治疗前景是一片光明。我们有理由相信，在不远的将来，即使在严重的肝脏损伤情况下，哪怕只有一丁点的肝脏细胞存在，我们也有手段将其重新恢复为一个完好的肝脏。

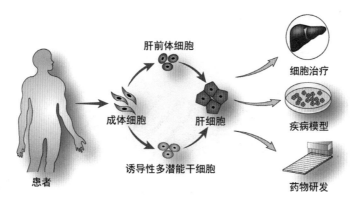

图 8-8　用诱导性多能干细胞制备患者个体化肝细胞的示意

▶ 五、工程化仿生肝脏能替代肝移植吗

　　肝脏损伤包括肝硬化、肝炎、肝癌等，它们都将不可避免地最终导致肝脏衰竭，危及生命。肝脏移植是目前治疗终末期肝病的唯一有效手段，效果良好，患者可恢复正常工作、学习、生活。但是肝脏移植供体匮乏，患者焦急地等待供体是全球性的困扰问题。为了解决供体短缺的问题，科学家们开始研究工程化的仿生肝脏。通过不同类型细胞和可降解的生物活性组织框架的研发，以及 3D 生物打印技术的助燃，工程化的仿生人工肝脏的研究有了长足进展。已有研究报道，工程化肝脏已在小鼠的移植中试验成功。工程化肝脏可在小鼠体内扩增 50 倍，完成肝脏功能（图 8-9）。工程化肝脏的研究推动了肝再生的临床转化，给数百万饱受慢性肝病折磨，却苦于没有合适供体的患者带来了福音。

　　未来分子生物学、细胞生物学、材料科学、生物工程学，以及 3D 打印和人工智能等先进技术的融合，探索肝脏发育过程的分子和细胞交互网络，必将推动干细胞和其他类型细胞与组织工程材料构建完美的肝脏器官。

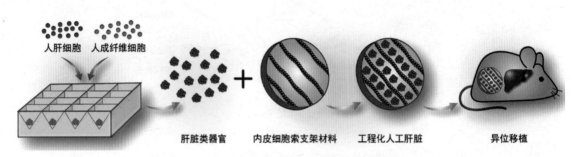

人肝细胞　人成纤维细胞

肝脏类器官　　内皮细胞索支架材料　　工程化人工肝脏　　异位移植

图 8-9　工程化人工肝脏制备及小鼠异位移植

第九章
动力源泉的修复——肾脏再生

▼

我们中国人大多对这一俗语耳熟能详，那就是"养肝补肾"。这一流传千年的养生经验与现代科学是否吻合呢？肾脏具有什么功能？一旦受损，它能再生吗？

肾脏是人体中非常重要的器官，是人体生长、发育、生殖之源，是生命活动之根本，故而称为"先天之本"和"动力之源"，需要认真保护。肾脏的基本功能是生成尿液，借以清除体内代谢产物及某些废物、毒素，同时经重吸收功能保留水分及其他营养物质，如葡萄糖、蛋白质、氨基酸、各种离子等，以调节水、电解质平衡及维护体内的酸碱平衡。肾脏同时还有内分泌功能，生成多种激素类物质等，是肾外激素的靶器官，也是一些内分泌激素在体内降解场所。肾脏的这些重要功能，保证了机体新陈代谢得以正常进行。

肾脏的结构复杂，功能强大，若受到损伤，逐渐失去功能，往往引起严重后果，一旦损伤，再生重建非常困难。虽然我们每人都有两颗肾，但是仍然有很多肾脏疾病威胁着人们的正常生活甚至生命。例如，肾小球肾炎、肾衰竭、糖尿病肾病、肾病综合征以及自体免疫性疾病引起的紫癜性肾病和狼疮性肾病等。这些疾病甚至可导致尿毒症。

▶ 一、肾脏是怎样的器官

肾脏是成对的扁豆状器官，位于腹膜后脊柱两旁浅窝中。肾脏内部的结构，可分为肾实质和肾盂两部分。肾实质分内、外两层，外层为肾皮质，内层为肾髓质。肾皮质位于肾实质表层，富含血管；肾髓质位于肾皮质的深层，血管较少，由 10～20 个锥体所构成，锥体主要组织为集合管，锥体尖端称肾乳头，每个乳头有 10～20 个乳头管，向肾小盏漏斗部开口。肾锥体与肾小盏相连接。每个肾脏有 7～8 个肾小盏，相邻 2～3 个肾小盏合成 1 个肾大盏。每个肾脏有 2～3 个肾大盏，肾大盏汇合成扁漏斗状的肾盂。肾盂逐渐缩窄变细，连接输尿管（图 9-1）。

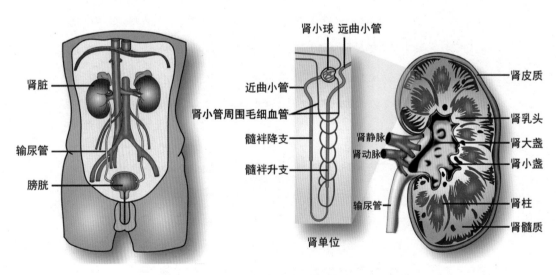

图 9-1　肾脏的位置和结构

肾单位是肾脏结构和功能的基本单位。每个肾脏由 100 多万个肾单位组成。每个肾单位包括肾小球、肾小囊和肾小管 3 个部分，肾小球和肾小囊组成肾小体。肾小体的一个毛细血管团称为肾小球（图 9-2）。

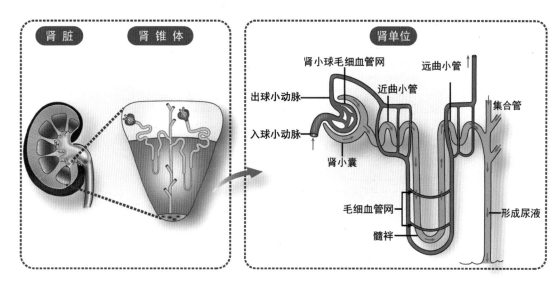

图 9-2　肾单位结构

▶ 二、尿液从哪里来

尿液是从哪里来的？面对这个问题也许你会回答："当然是从膀胱里来的呀！"实际上，膀胱只是尿液的储存器官，而尿液的生成是由肾脏负责的。排尿是人体代谢废物的排泄形式之一。正常人尿液的主要成分是水，占 96% ～ 97%，其余是占 1.8% 的尿素，1.1% 的无机盐以及 0.05% 的尿酸，没有细胞、蛋白质和葡萄糖。那么肾脏是如何产生尿液的呢？

前面我们介绍了肾脏的基本结构，肾单位就是生成尿液的基本功能单位。尿液的形成是分步进行的，首先血液流经肾小球毛细血管形成原尿，原尿的成分与血液和组织液的成分大相径庭，原尿在肾小管中浓缩形成尿液，然后再通过肾盂，经过输尿管流入膀胱（图9-3）。

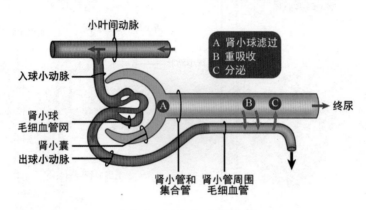

图 9-3　尿液生成的原理

血液经过肾小球形成原尿的机制是过滤。血液与原尿之间有滤过膜，由肾小球毛血细管壁的内皮细胞上的小孔、肾小球和肾小囊之间的基膜和肾小囊上皮细胞组成。当血液流经肾小球毛细血管时，血浆中的水分、无机离子和小分子溶质通过滤过膜进入肾小囊形成肾小球滤液，即原尿。原尿再流入肾小管和其后的集合管，被进一步处理。滤液除含极少量蛋白质外，其余各种成分的浓度、渗透压和酸碱度都与血浆接近，而血细胞和大分子血浆蛋白不能进入肾小囊囊腔，仍存留于血液中。

原尿最终形成尿液，还要经过肾小管和集合管的浓缩，但这一过程不是单纯的重吸收水分，还需要重吸收或者向尿液中分泌一些物质（图9-4）。肾小管分为近曲小管、髓襻和远曲小管三部分，其中髓襻又分粗段和细段，或者降支和升支。

由于肾小管各段和集合管的结构各有特点，故重吸收的能力差异很大。近曲小管重吸收能力最强，原尿中包括葡萄糖和氨基酸在内的各种营养物质全部在近曲小管被

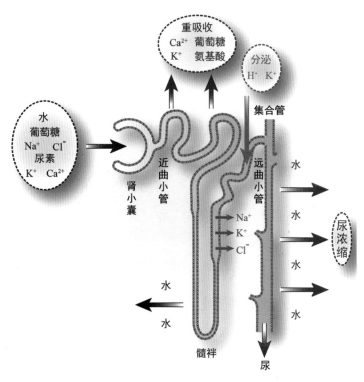

图 9-4　肾小管和集合管

重吸收。此外，原尿中还有 70% 的水、钠离子（Na^+）、氯离子（Cl^-）和钾离子（K^+），以及 85% 的碳酸氢根（HCO_3^-）被重吸收。远曲小管和集合管也会吸收水、Na^+ 和 Cl^-，并且它对水的吸收能力受到激素的调控，当人感到口渴的时候，身体会分泌抗利尿激素，它促使远曲小管后段和集合管上的水通道增加，水分就从肾小管中返回血液中，减少水分的流失。远曲小管和集合管向肾小管中分泌 H^+ 和 K^+，Na^+ 和 K^+ 的转运还可受到醛固酮激素的调节。通过这一系列过程，肾单位从血液中过滤出了代谢废物和多余的无机离子，通过尿液排出体外。

肾脏是个"多才多艺"的器官，除了生成尿液，排出废物以外，它还具有很多功能。

前面已经提到肾单位可以分泌和重吸收 Na^+、K^+、Cl^- 等无机离子。肾脏对体内的各种离子(电解质)具有调节作用，并且调节特点各异。对于 Na^+，从食物中摄入越多，排泄的量就越多，即多吃多排、少吃少排、不吃不排；对于 K^+，是多吃多排、少吃少排、不吃照排。另外，肾脏还调节磷（P^{3-}）、钙（Ca^{2+}）、镁（Mg^{2+}）等离子的平衡。肾脏对 H^+、HCO_3^- 的分泌和重吸收使得它具有了另一项重要功能——调节体内的酸碱平衡。肾脏能控制酸性和碱性物质排出的比例。当任何一种物质在血液中增多时，肾脏就会把增多的部分排出去。同时，肾脏还能制造氨和马尿酸，以保持和调节酸碱平衡。由于肾脏对于各种离子的调节

作用，体内的电解质平衡得以维持，这对体液的渗透压稳定也很重要。我们不妨把肾脏调节体内水分，保持内环境（电解质、渗透压、酸碱度）稳定的功能称作"调节器"或"稳压器"。

肾脏不仅是一个排泄器官，还是一个内分泌器官，表现为能合成和分泌一些非常重要的物质来调节机体功能。比如说，肾脏分泌多种血管活性物质，在血压的调节中发挥重要作用：肾素——促使生成血管紧张素，收缩血管；前列腺素——参与所有细胞代谢、炎症、过敏等与免疫过程相关；红细胞生成素——刺激骨髓造血，产生红细胞。此外，活性维生素 D_3 也通过肾合成分泌，能促进胃肠道对钙、磷的吸收；可促使骨钙转移，促进骨骼生长及软骨钙化；促进肾小管对磷的重吸收，使尿中磷排出减少（图9-5）。

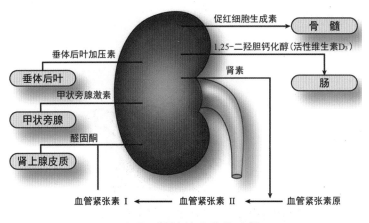

图 9-5　肾脏的内分泌功能

▶ 四、肾脏消极罢工了，有多可怕

▶ 四、肾脏消极罢工了，有多可怕

　　我们已经知道肾脏对人体具有极其重要的功能,那么如果肾脏"罢工"了,会怎样? 后果十分严重。肾脏疾病的种类非常多，包括泌尿系统的感染、肾小球肾炎、肾病综合征以及一些遗传性的疾病。糖尿病、高血压以及某些癌症都会引起肾脏损伤，从而破坏肾脏的正常运转，引起继发性的肾脏疾病，导致慢性肾病的发生。日常生活中有些疾病的症状似乎与肾脏功能关系不大，例如儿童的佝偻病和老年人的骨折，其实这都与钙吸收有关。维生素 D 在体内必须经肾脏转变为 1，25-二羟胆钙化醇（活性维生素 D_3）才能发挥其生理作用。维生素 D 能促进钙的吸收，调节体内的钙、磷代谢，维持骨骼的正常结构与功能，所以当肾脏功能异常时，由于维生素 D 缺乏，会使得儿童患佝偻病，成人骨骼会变软弱，甚至出现疼痛、骨折。在实际的案例中，很多老年人骨折后，很久都不能治愈，究其真正的原因是肾脏不好了。

肾脏出现问题对身体的危害一定要引起大家的足够重视，我们平时要养成良好的生活习惯，保护肾脏（图9-6）。

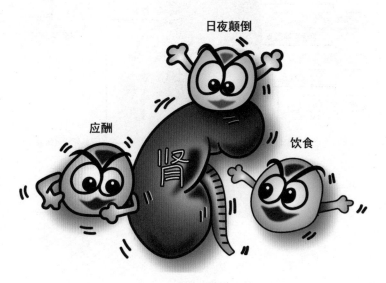

图 9-6　养成良好生活习惯

　　你知道为什么高血压患者需要用药物将血压控制在正常水平吗？其中最重要的原因是保卫肾脏。原发性高血压可引起的肾脏结构和功能损害。当肾脏发生实质性病变时，肾脏失去排泄适量水和无机离子的功能，就会造成水、钠在体内潴留，进而使血容量增加，进一步引起高血压。高血压和肾脏损害同时存在，会互为因果，互相加重。肾功能异常的患者通常还会出现贫血。肾性贫血的产生是由于肾脏功能受损，促红细胞生成素生成减少。贫血的程度与肾衰竭程度呈正相关，其血和尿中的促红细胞生成素均降低，临床常采用外源性促红细胞生成素纠正肾性贫血。

　　各种各样的原因引发了肾脏功能损伤，如不及时治疗将会演变为肾衰竭。肾衰竭主要指各种慢性肾脏疾病发展到后期引起肾功能部分或者全部丧失。肾衰竭可分为急性肾损伤及慢性肾损伤。急性肾损伤的病情进展快速，通常是由于外伤、烧伤、肾阻塞或是受到毒物的伤害引起。而慢性肾损伤主要原因为长期的肾脏病变，肾脏的功能逐渐下降，导致肾衰竭的发生。慢性肾脏损伤还可引起高钾血症等并发症。当慢性肾脏损伤发展到终末期时，即为人们常说的尿毒症。尿毒症不是一种独立的疾病，而是一种临床综合征。

▶ 五、怎样让受伤的肾脏恢复工作

　　肾脏的损伤能否修复，关键在于是急性肾脏损伤，还是慢性肾脏损伤。急性肾脏损伤的患者如果经过及时诊疗，根据病情的严重程度是可以部分或完全恢复肾脏功能的。急性肾脏损伤中以肾小管损伤为主。因此，肾小管的再生修复能力也是肾脏中最强的。提起再生修复，人们往往想起干细胞，但是肾脏中是否存在肾脏原位干细胞，目前一直难以定论。有研究认为，当发生急性肾脏损伤时，骨髓干细胞促进肾小球内皮细胞修复，并可自身分化为肾小管上皮细胞。多种促进肾脏修复的生长因子发挥作用，如上皮生长因子、转化生长因子-β、胰岛素样生长因子-1等胚胎肾脏发育过程中的关键因子也促进肾小管再生。

　　近年在小鼠肾损伤的研究中发现，来自肾损伤早期的凋亡细胞分泌一种小膜泡，称为外泌体，与邻近的细胞接触之后可在较短的时间内启动有丝分裂，间充质干细胞分泌的外泌体也参与肾脏损伤的修复，促进器官的体内平衡和再生来补偿细胞损失（图9-7）。此外，一些药物干预也促进肾脏修复，髓袢利尿剂、多巴胺等血管扩张剂、心房利尿钠肽、茶碱类药物等，均已经应用于减缓急性肾损伤的发展，但并不能显著地提高患者的存活率。所以，急性肾脏损伤能恢复的原因主要是生长因子、外泌体和干细胞等成分的存在。这也是为什么慢性肾脏损伤是不可逆的原因。慢性肾脏损伤一般都超过3个月病程，是由各种疾病引起的肾脏功能和结构慢性损伤，成为慢性病如慢性肾炎，慢性肾衰竭等，损伤部位常常先产生炎症反应，接着进一步纤维化，最终被瘢痕组织替代，没有促进肾脏修复的细胞成分，因此肾脏损伤再也不能修复了。慢性肾脏损伤的患者，在数月或者数十年间肾功能会渐渐衰退，最终必须完全依赖人工透析或者肾移植来延续生命。

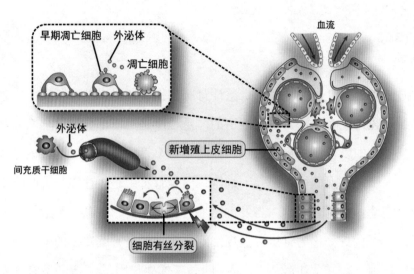

图 9-7　肾单位内外泌体损伤修复。早期凋亡细胞分泌外泌体可促进上皮细胞增殖修复损伤，间充质干细胞分泌的外泌体也参与肾单位的损伤修复

▶ 六、血液透析能完美代替肾功能吗

　　临床常规采用肾脏替代疗法，主要有人工透析、肾脏移植。医生长期以来一直在寻找各种方法，试图在体外模仿肾脏的功能，透析技术由此产生。血液透析的第一次成功尝试出现在第二次世界大战期间。

小故事：谁发明了血液透析？

　　1940年春天，一位名叫威廉·科尔夫（Willem Johan Kolff）的荷兰医生由于纳粹入侵荷兰，躲避到一所乡下医院。在那里，他用大约45米的肠衣、旋转的木桶和盐水浴制造了一台笨重的装置（图9-8），用于治疗那些因肾衰竭而生命垂危的患者。半渗透性的肠衣可以过滤掉小分子的肾脏有毒废物，同时让较大的血细胞和其他分子保持完好。科尔夫的装置可以抽取患者的血液，让它们通过浸在盐水中的肠衣，过滤掉有毒杂质之后，再输回患者体内。为了将血液安全地回输到患者体内，科尔夫博士仿制了福特汽车发动机水泵装置设计。后来，他用橘子汁罐和洗衣机来完善其设备，这就是最早的透析技术。人工透析机的发明挽救了世界上无数肾衰竭患者的生命。

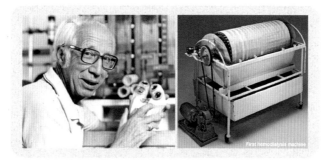

图9-8　威廉·科尔夫博士发明的第一台血液透析装置

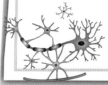

　　虽然在某些方面，透析技术自1943年以来已经进步了很多，比如肠衣已经被淘汰，代之以批量生产的纤维素管。不过，在之后的70多年的时间里，它的基本功能没有发生变化。现代的血液透析是指将患者的血液经血管通路引入透析机，在透析器中透过透析膜与透析液之间进行物质交换，再把经过净化的血液输回体内，以达到排出废物、纠正电解质和酸碱平衡紊乱的目的（图9-9）。

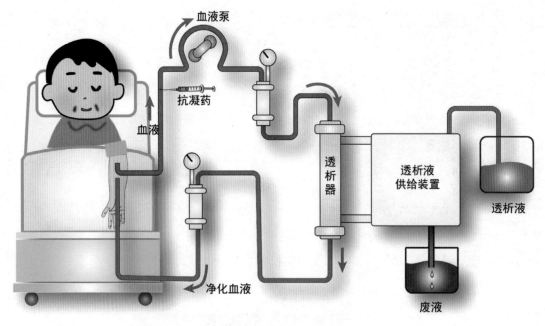

图 9-9　血液透析示意

　　除血液透析以外，还有腹膜透析。腹膜透析是利用人体自身的腹膜作为透析膜，将腹膜透析液灌入腹腔中，在体内进行过滤，来清除体内的毒素。前提是在腹膜透析开始之前，需要做一个小手术，在腹部留置腹膜透析管。由于血液透析需借助血液透析机，患者须每周到医院 2 ～ 3 次，每次大约 4 小时；而腹膜透析可以在任何地点（如居家）进行，但是透析效果没有血液透析好（图 9-10）。

　　如能长期坚持合理的透析，不少患者能存活 10 ～ 20 年以上。虽然透析能够清除体内的代谢产物和过多的水分，维持正常的血压，维持体内电解质以及酸碱平衡，但在程度上受一定限制，并不能像正常的肾脏那样可以自动地随着饮食和饮水量的变化而变化，也不能够替代正常肾脏分泌激素，所以透析只能部分替代正常肾脏的功能。此外，血液透析前后血压会受影响，对心血管疾病和糖尿病患者较不利，需要严格控制饮食。透析较易产生多种不适状况，同普通人相比，接受透析的患者更容易出现身体疲劳、慢性疼痛及抑郁症，同时也给患者造成很大的经济和生活压力。这些缺点使得血液透析的应用存在极大的局限性。

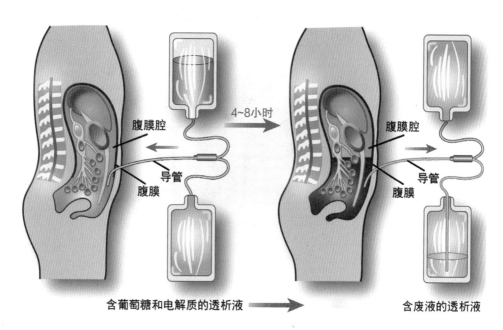

图 9-10　腹膜透析示意

▶ 七、什么是人工肾

　　由于肾脏结构和功能复杂，肾脏修复十分困难，慢性肾损伤的患者病情发展到最后不得不选择肾脏移植。肾脏移植是目前治疗尿毒症最好的方法（图 9-11）。但是肾脏供体严重短缺，对于诸多深受肾病折磨的患者而言几乎是无望的等待。即使有幸

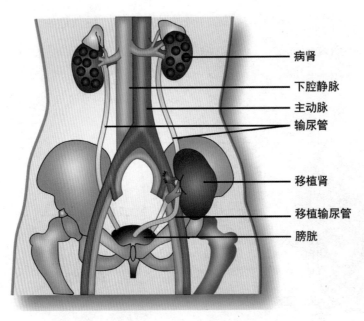

图 9-11　肾移植模式

运者等到人类白细胞抗原配型成功的肾源，也面临着手术的风险和术后的免疫排斥等问题。因此肾脏再生成为了非常急迫的世界性的生命科学难题，激发大批的科学家投身到这个研究领域。目前虽然很难再造一个完整的新的肾脏，但是科学家们仍在不断地进行各种尝试。那么研究人员采取什么样的策略，制造出什么样的装置来替换功能衰竭的肾脏，让患者得到解放呢？目前主要有两种策略取得了重要的研究进展：一是利用其他材料来制造具有肾功能的人工肾装置；

二是通过诱导性多能干细胞分化，实现再生新的肾脏。不管是否具有细胞结构，两者都可以制造出具有功能的"人工肾"。

人工肾又被称作生物工程肾，早在 1997 年，休姆斯（Harvey David Humes）等把猪肾小管细胞种植在管状纤维生物反应膜内，获得了单层上皮细胞的肾小管。生物人工肾小管能显著降低感染性休克伴多器官功能衰竭概率，具有免疫调节作用。近年来，科学家们以此为基础，将细胞治疗技术与组织工程技术结合起来，把体外培养的肾小管细胞放在特殊材料制成的活细胞容器中，使其接入人体的血液循环，依靠人体血压，无须借助血泵或电动设备，完成血液过滤，以实现健康肾脏的很多功能。2018 年，美国科学家把精心设计的硅纳米孔过滤器堆叠起来，然后把它们跟生长在生物反应器里的活肾细胞组合在一起，并封装在一个对人体无害的盒子当中，与患者的循环系统和膀胱连接，不需要体外插管（图 9-12）。这种可以植入身体的人工肾，不仅能使患者远离折磨人的透析治疗，还能解决可移植器官供体严重短缺的问题。目前此项技术已经在狗身上进行了研究试验，预计在不久的将来应用于人体。

目前，利用活细胞的人工肾技术仍然面临诸多问题。比如，如何获得大量种子肾细胞的问题。构造单个生物人工肾一般需要（$1.0 \sim 1.5$）$\times 10^9$ 个细胞，种子细胞的数量和来源是关键问题之一。此外，生物人工肾也和血液透析一样面临功能单一的问题。尽管已有一些进步，如生物人工肾小球有滤过、抗凝功能，但无重吸收功能，而生物人工肾小管有重吸收功能，但无滤过、抗凝功能，仍处于各自功能单一的状况。除了植入人体内的可植入式人工肾，还有在体外的可穿戴式人工肾也值得我们关注。

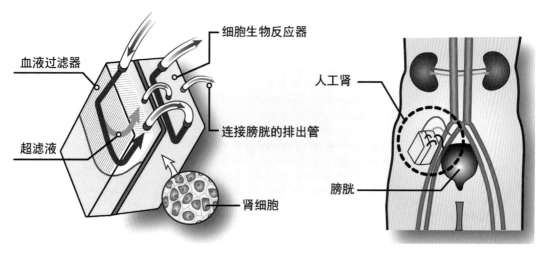

图 9-12 可植入式人工肾

知识卡：可穿戴式人工肾

　　可穿戴式人工肾，是一类可穿在身上方便携带的人工肾，本质上仍然是一台血液透析机（图9-13）。常规透析机有书柜大小，每周透析3次，每次长达4小时。四川大学研制的一款可穿戴式人工肾采用新材料及微型化技术，尺寸和质量大减，能像腰带一样穿在身上，即便在透析过程中，患者也可以带着它自由活动，避免了必须在血液透析室进行治疗的弊端。此项目有望实现产业化。目前，可穿戴式人工肾已接近临床应用，预期很快能看到更成熟的产品出现。

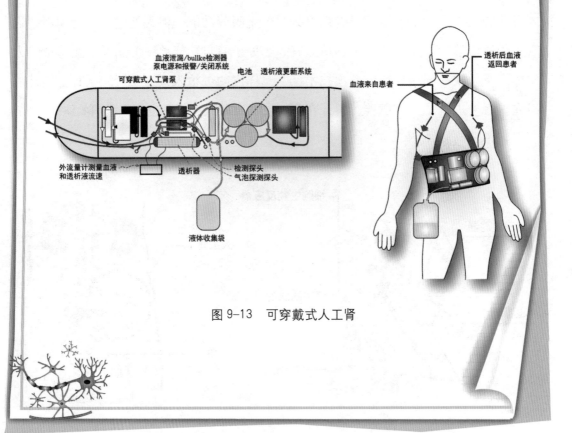

图9-13　可穿戴式人工肾

▶ 八、为什么说再生医学带来了肾脏再生的新希望

人工肾虽然取得了非常大的突破性进展，但是与真正的肾脏相比，在对身体"去芜存菁"时，仍然不能满足肾脏的多种生物学功能。那么除启用组织工程、新材料等技术制造人工肾以外，有没有更接近于我们人体正常的肾脏器官的再生肾呢？如果可以获得一个新的肾脏，对于广大的肾病患者来说，岂不是可以治愈疾病，过上完全正常的生活了呢？答案是肯定的，科学家们正在朝着这个方向不断努力，制造干细胞来源的肾脏或肾单位。科学家们正在钻研 3D 生物打印组织工程材料、干细胞和生物人工肾的整合装置（图 9-14）。

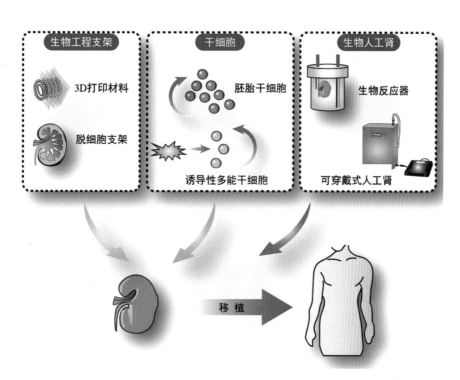

图 9-14　胚胎干细胞和诱导性多能干细胞在肾脏损伤修复的应用

干细胞技术及肾脏损伤的再生医学方法是近十年来肾脏研究中出现的最激动人心的概念之一。虽然进展较慢，但是该领域已经取得了不俗的进步，其中被寄予厚望的是人类诱导性多能干细胞，它具有无限的自我更新和分化能力，是肾脏再生治疗的理想细胞来源。一系列的研究表明，科学家们已经找到并确定了在体外维持人类肾前体细胞所必需的关键信号，可以很好地诱导出足够数量的肾单位前体细胞和肾上皮细胞。这种试验方案的确立，提示我们有可能很快可以看到多能干细胞被成功地诱导成为功能性的肾单位。科学家们利用诱导性多能干细胞成功分化出肾祖细胞，获得了有部分肾功能的小型类肾器官——"迷你肾"，将其植入小鼠体内，产生了尿液。

日本的研究团队将患者或他人获取的诱导性多能干细胞诱导分化为肾单位前体细胞，体外培育成肾芽后再移植给正在接受人工透析治疗的肾衰竭患者。虽然干细胞来源的人工肾离临床应用还有不小的距离，但各种进展表明利用细胞疗法在体内再生肾脏的曙光已经显现。新的再生技术日新月异，未来可期。

第十章
生命的礼物——造血干细胞为生命祈祷

▼

血液在体内湍流不息，它使生命得以成长和绽放。血液包含血细胞和血浆，在血管中不断地流动，输送新鲜氧气和营养物质，带走二氧化碳，排除体内废物，是人体重要的免疫保护屏障。

血液大家庭中有多种细胞，如红细胞、白细胞和血小板。每一种血细胞在体内完成不同的生理功能。成年人体内的血液量大约是体重的7%～8%，如果短时间内大量失血，出血量达全身血液的30%，则危及生命。在人体血液中各种血细胞都有一定的寿命，在正常身体内红细胞更新的周期约120天。衰老的红细胞在脾脏被巨噬细胞吞噬，释放出铁、氨基酸和胆红素，其中铁和氨基酸可以被机体再次利用，参与新的红细胞生成，而胆红素经肝脏加工成为胆汁。血细胞在身体内不断地衰老和死亡，新生的血细胞不断补充，使外周血循环中的血细胞数量保持动态平衡。而血液中各种细胞都是来源于十分稀少珍贵的造血干细胞。造血干细胞调控血液系统的动态平衡、稳定，维持正常的生理功能。

令人闻之生畏的白血病恰恰就是一种造血干细胞的恶性克隆性疾病，通俗地讲，就是造血干细胞发生了恶变，不断产生血液恶性肿瘤细胞，抑制正常造血功能。临床采用造血干细胞移植方法是治疗中高危白血病的重要根治性手段。目前造血干细胞的体内发育和体外诱导扩增的研究已有长足进展，造血干细胞是生命的源泉，可为白血病患者带来新的希望，使生命之花继续绽放。

一、血液大家庭有哪些成员

人体的血液，也称外周血，是一种红色的、黏稠的、不透明的液体，流淌于血管和心脏。血液的主要成分是血浆和血细胞（图 10-1）。血浆是血液内流动的黄色半透明液体，含有大量的水，还有蛋白质、激素、抗体、尿酸、肌酐、脂类、葡萄糖、维生素等营养物质和代谢产物，具有重要的生理功能。血细胞分为三类，红细胞、血小板和白细胞。

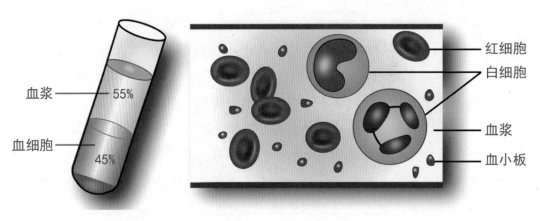

图 10-1　人体的血液组成成分

人体血液中有大量无细胞核的、无细胞器的双凹圆盘状的红细胞，胞质内有一种含铁的蛋白质，称为血红蛋白（图 10-2），具有结合和运输氧和二氧化碳的功能。当血液流经肺时，肺内的氧分压高，二氧化碳分压低，此时血红蛋白的氧分压低，二氧化碳分压高，则释放二氧化碳，与氧结合；相反，当血液流经组织器官时，组织器官内二氧化碳分压高，氧分压低，于是红细胞即释放出氧，结合二氧化碳，所以红细胞可为全身组织和器官提供氧，带走二氧化碳（图10-3），是人体中氧气和二氧化碳的"搬运工"。

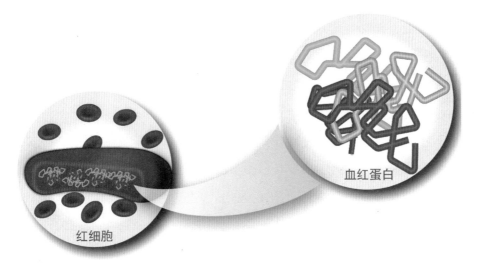

图 10-2　红细胞内含铁的血红蛋白

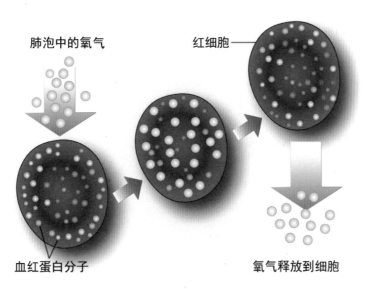

图 10-3　红细胞为组织和器官提供氧气，带走二氧化碳

知识卡：血液中的红色是什么？

　　人体中每一立方毫米的血液中就有 400 万 ~ 500 万个红细胞。红细胞胞质内含有血红蛋白，携带氧的血红蛋白，即氧合血红蛋白为红色，将血液染成红色。在正常生理情况下，红细胞保持双凹圆盘状，增加表面积，能最大限度地携带氧和二氧化碳。红细胞的渗透压与血浆相等，因此，出入红细胞的水分维持平衡状态。用抗凝离心管采集新鲜的血液，经离心，血液被分离为离心管下部红色的和上部黄褐色的液体两部分，两部分液体之间有一层薄薄的白膜。红色液体在显微镜下可见红细胞，白膜富含白细胞和血小板，而黄褐色液体是血浆（图 10-4）。

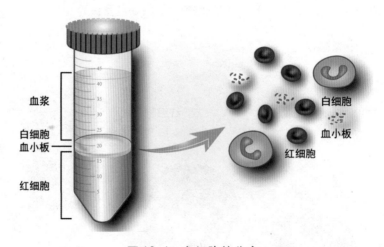

血浆
白细胞
血小板
红细胞

白细胞
血小板
红细胞

图 10-4　血细胞的分离

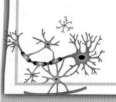

血小板是人体凝血功能的"好管家"，有促进皮肤伤口的止血和凝血的功能。血小板是骨髓造血干细胞分化的成熟巨核细胞的胞浆脱落下来的碎片，直径约3微米，碟形或呈双凸圆盘状，内含许多颗粒。在很长一段时间内这些细胞碎片被看作是血液中无功能的细胞碎片，直到1882年意大利医师比佐泽罗（Giulio Bizzozero）发现它们在血管损伤后的止血过程中起着重要作用，才首次将其命名为血小板。血小板具有特定的形态结构和生化组成，在止血、伤口愈合、炎症反应、血栓形成及器官移植排斥等生理和病理过程中有重要作用。血小板的功能主要是促进止血和加速凝血，同时血小板还有维护毛细血管壁完整性的功能。通常划破皮肤伤口处的血管遭遇"株连"，血管内皮破损，血管壁的第一个反应是收缩，减少伤口的面积，但还不足以完全堵住破口。受损血管暴露的胶原纤维释放信号，吸引血小板聚集于伤口处，并释放缩血管物质和凝血因子，触发血液中的纤维蛋白原转变为纤维蛋白的凝血过程。不溶性的纤维蛋白凝血栓形成之后机体启动血管壁的修补，包括纤维组织增生填补血管壁的破损、组织重建和复原毛细血管网等（图10-5）。

20世纪60年代以来的研究已证实血小板还有吞噬病毒、细菌和其他颗粒物的功能。血小板因能吞噬病毒而引人注目。血小板内没有核遗传物质，被血小板吞噬的病毒无法复制增殖。因此，血小板与皮肤、黏膜和白细胞一样是构成机体对抗病毒感染的一道防线。2017年的研究发现，肺部储存大量定向造血干细胞，适当的情况下这些造血干细胞归巢骨髓，分化、发育形成巨核细胞重返肺部产生血小板。据估算，肺部产生的血小板大概占据了总血小板生成的50%。血小板是病毒的克星，肺部是血小板的第二个家。

血小板数量、质量异常可引起出血性疾病，危及生命。血小板数量减少常见于血小板减少性紫癜、脾功能亢进、再生障碍性贫血、白血病、恶性肿瘤化疗等症。血小板质量异常可见于血小板无力症。输注血小板是最快、最有效的治疗方法之一。但申请血小板输注不容

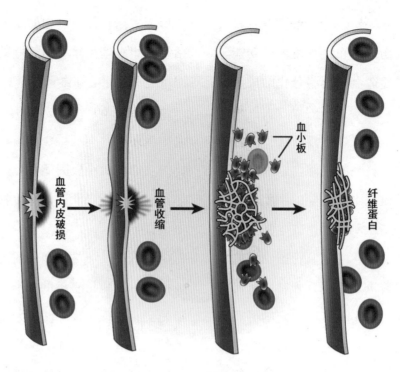

图 10-5　血小板的生理止血过程

易，因为血小板产生量少。血小板的寿命只有 7 ～ 14 天，血小板在体外贮存只能保存 5 天。因此，临床血小板供应短缺。于是，人们将目光转向造血干细胞，随着人诱导性多能干细胞技术的成熟，定向造血干细胞分化为巨核细胞，再获得人造血小板已经被全世界很多研究团队证实。但现实总是很残酷的，正常情况下一次治疗需要数千亿个血小板，而人工血小板生产规模始终达不到临床使用的数量级。2018年日本京都大学研究团队的研究发现，"湍流"可激活血小板的生物发生，使其体外制备达到临床应用规模，引起生物医药界的高度关注。研究人员在做试验的时候偶然发现，晃动培养瓶能增加血小板的产量，暗示摇动培养瓶引起的物理应力改变，增加了血小板的生成。观察到这个现象之后，研究人员反复尝试改变流体力学参数和改进体外培养系统（生物反应器）和动物试验，发现血小板是被"湍流"冲洗下来的！最终研究人员采用垂直往复运动式液体培养生物反应器（VerMES），在 8 升的生物反应器内可生产 1 000 亿个血小板（图 10-6）！此项研究具有里程碑意义，攻破了人造血小板大规模生产的技术问题。尽管该研究应用于临床还需要进一步深入详实的基础研究和临床前研究的过程，但未来缓解临床血小板需求问题将不再是梦想。

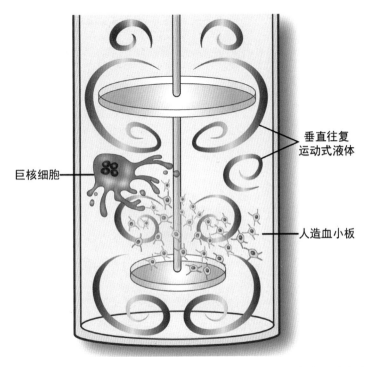

图 10-6　垂直往复运动式液体培养生物反应器（VerMES）培养人造血小板模式

白细胞犹如人体抵抗外来微生物的重要卫兵，依据细胞胞浆内有无颗粒分为有颗粒细胞和无颗粒细胞两个集团军，由此再分为不同的军兵种。如中性粒细胞、嗜酸性粒细胞和嗜碱性粒细胞等是有颗粒细胞，淋巴细胞和单核细胞是无颗粒细胞。白细胞是无色有核的球形细胞，在血液中能做变形运动，具有防御和免疫功能。在光镜下，将白细胞正常值分为成人白细胞正常值和婴幼儿白细胞正常值。成人白细胞正常值为每微升 4 000~10 000 个细胞；婴幼儿的正常值稍高于成人。血液中白细胞的数值可受各种生理因素的影响，如劳动、运动、饮食及妇女月经期，均略有增多。在疾病状态下，白细胞总数及各种白细胞的百分比值都可发生改变，可作为临床诊断的指标。

小故事：ABO 血型的发现

早在 19 世纪早期英国医生詹姆斯·博龙戴尔（James Blundell）曾经给一个大出血的产妇输了人源血液，挽救了这个产妇的生命。但这以后，输血这个治疗手段并不总能取得成功，一些受血者出现了严重的反应而加速了死亡。因此许多科学家开始探索其中的奥秘。

1900 年卡尔·兰德施泰纳（Karl Landsteiner）在奥地利维也纳大学病理研究所工作时期，用 6 位同事的正常血样两两交叉混合在一起进行研究，发生了奇怪的事情。血液混合之后，有些血样里的红细胞凝聚成为一簇簇不规则的团块。兰德施泰纳将 6 份血样分别过滤，将血细胞和血清分离，再次进行两两混合。结果显示，有些人的血清能促使一些人的红细胞发生凝集现象，而另外一些则不发生红细胞凝集的现象。

经过多次试验研究，兰德施泰纳认为，红细胞在异体血清的作用下发生红细胞凝集反应，是因为红细胞表面含有一些特殊的抗原性物质，称为凝集原，而血清中则含有相应的特异性抗体，称为凝集素。经历一系列的试验和结果分析，兰德施泰纳和他的学生终于发现了人类的血液按红细胞与血浆中的不同抗原和抗体分为 A、B、O 三种类型。后来兰德施泰纳的学生将试验扩大至 155 人，又发现了第四种 AB 血型（图 10-7）。1930 年，卡尔·兰德施泰纳因发现了人类的主要血型系统获得了诺贝尔生理学或医学奖。

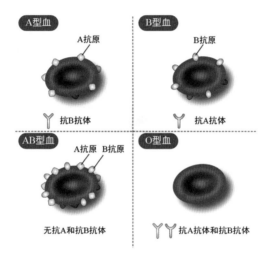

图 10-7　ABO 血型分类

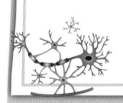

▶ 二、血是从哪里来的

当受精卵经过数次分裂，开始分化为胚胎和胚外结构的同时，人体血液内血细胞的始祖造血干细胞也开始分化了。人类胚龄第2～3周造血干细胞首先出现于胚外结构的胚胎卵黄囊壁的血岛中。当胚胎发育至第6周时开始从卵黄囊壁迁移至胎儿的肝脏，产生造血干细胞，开始胎肝造血。当胚胎发育至第4～5个月时，脾脏内的造血干细胞开始增殖分化产生各种血细胞。胚胎发育的第4个月，胸腺淋巴结也开始参与造血。从

胚胎发育后期至出生后终身，骨髓成为主要的造血器官（图10-8），产生骨髓细胞包括红细胞系、粒细胞系、单核细胞系、巨核细胞-血小板系、淋巴细胞系。淋巴细胞成分包括脾、淋巴结等淋巴器官，以及淋巴组织产生各种淋巴细胞。

骨髓位于骨髓腔中，是人出生后最大的造血器官，可分为红骨髓和黄骨髓。胎儿及婴幼儿时期的骨髓都是红骨髓，大约从5岁开始随年龄的增长，四肢的长骨骨干的骨髓腔内的脂肪组织逐渐增

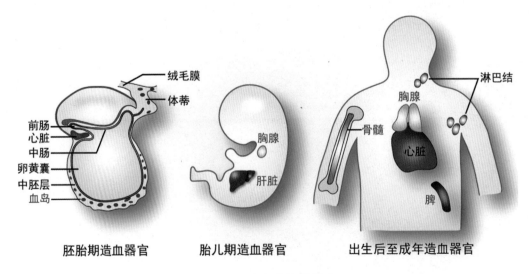

图 10-8　造血系统的发育

多，红骨髓变为黄骨髓。红骨髓主要分布在扁骨（颅骨）、不规则骨（髋骨）和长骨骺端（股骨）的骨松质中，富含造血干细胞，造血功能活跃。黄骨髓内仅有少量的幼稚血细胞，故仍保持着潜在造血功能。当机体需要时，如大量失血或严重贫血时，黄骨髓转变为红骨髓进行造血。科学家们挖掘骨髓造血干细胞的宝藏时，发现了十分稀少而且珍贵的造血干细胞埋藏在骨髓网状细胞构成的造血组织网架内，网孔中充满着不同发育阶段的各种血细胞、巨噬细胞、脂肪细胞和间充质细胞等。

在胚胎卵黄囊造血发生以后，胚内来源的造血细胞对成年造血系统则发挥永久性作用。研究表明，主动脉-性腺-中肾区（AGM）产生第一个成年型造血干细胞，造血细胞集落的形成与主动脉腹侧的内皮细胞密切相关。中期妊娠小鼠主动脉活体成像研究，实时清晰地展示了内皮细胞向造血细胞转变的过程，证明永久性的成年造血系统来源于专门的造血内皮细胞（图 10-9）。

另一个造血干细胞的宝藏深埋在新生儿与母亲连接的脐带里。1988 年，科学家采用脐带血造血干细胞移植，成功地救治了一名贫血患儿，发表首例脐带血临床移植报告，并引发干细胞学术界

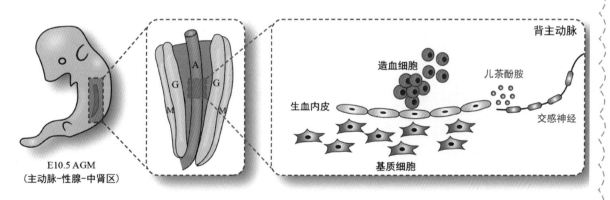

E10.5 AGM
（主动脉-性腺-中肾区）

图 10-9　小鼠胚胎发育第 10.5 天，主动脉腹侧的内皮细胞促进造血细胞集落形成

的关注，标志着脐带血来源的造血干细胞移植时代的开启（图10-10）。1992年，由纽约政府出资建立了脐带血造血干细胞库。北京市脐带血造血干细胞库（简称北京市脐血库）始建于1996年，是卫生部（现国家卫健委）批准的中国第一家脐带血造血干细胞库。目前全国设置7家脐带血造血干细胞库，分别是北京市、天津市、上海市、浙江省、山东省、广东省、四川省脐带血造血干细胞库。

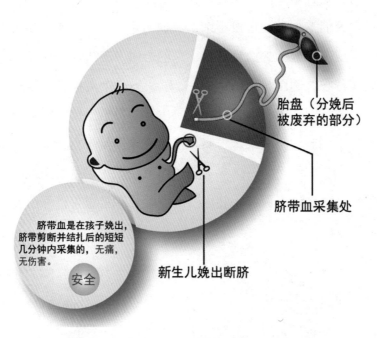

图 10-10　脐带采血

知识卡：你知道世界献血者日的由来吗？

　　每年的 6 月 14 日，世界各国都会庆祝世界献血者日（图 10-11），通过这个活动来感谢自愿无偿献血者献出可挽救生命的礼物——血液，同时提高人们对定期献血必要性的认识，以确保当患者有需求时血液和血液制品的质量、安全性和可得性。世界献血者日之所以选中这一天，是因为 6 月 14 日是发现人类 ABO 血型系统的诺贝尔奖获得者卡尔·兰德施泰纳的生日。2004 年第一个"世界献血者日"的主题是"献血，赠送生命的礼物。感谢您。"

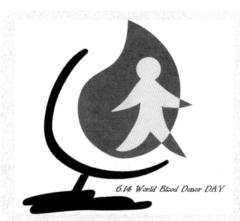

6.14 World Blood Donor DAY

图 10-11　世界献血者日标志

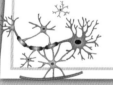

▶ 三、造血干细胞的家在哪里

造血干细胞就像识途的老马，在循环系统趋化因子的作用下，跨过血管内皮细胞，定向迁移至特定的组织或器官的微环境，维持或重塑其细胞命运的生命过程，被称为归巢（或称为"回家"）。与干细胞相邻的各种细胞、细胞外基质及多种细胞因子形成"壁龛"样的微环境，为造血干细胞提供营养支持和决定干细胞分化方向。目前，造血干细胞移植已应用于血液、免疫系统疾病和肿瘤等重大疾病的治疗，但干细胞归巢的发生、微环境、定植筑巢组织器官及维持其功能等，依然是其研究领域的重大科学问题（图10-12）。

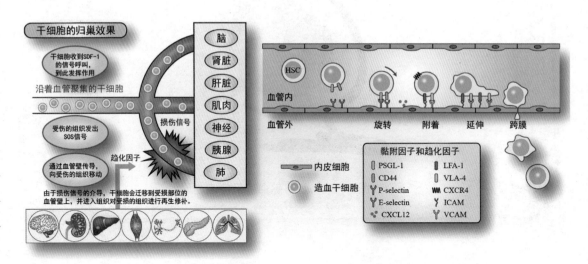

图10-12　左图：造血干细胞迁移归巢示意　右图：造血干细胞跨过血管内皮细胞的定向迁移

原子弹爆炸开启了造血干细胞的研究历程。1945年，美国在日本广岛和长崎各投掷一颗原子弹，当地居民遭受原子弹带来的核辐射，不计其数的人因受到致死剂量的电离辐射，造血系统出现严重的功能障碍而死亡，大批儿童身患白血病。第二次世界大战结束后，以美国为主的发达国家开始了辐射生物学和辐射损伤治疗的研究。1951年美国布鲁克海文国家实验室（Brookhaven National Laboratory，简称BNL）的科学家们设计了联体大鼠和肢体屏蔽照射试验，获得了重要的启示：未经照射的正常大鼠骨髓可以治疗致死剂量辐射所致的骨髓衰竭的大鼠。另一组科学家采用骨髓细胞悬液输注接受致死剂量辐射动物的试验，发现正常同种系动物供者的骨髓可以在致死剂量辐射所致的骨髓衰竭的受者骨髓中重建造血组织，恢复造血功能。从此，出现了骨髓移植的术语（图10-13）。

20世纪60年代，美国首先用放射自显影技术对造血细胞的增殖分化的过程做了大量深入的动物研究，获得了丰富的实验数据，提示体内存在造血干细胞库。之后的十余年，科学家们经过无数次实验、推论、探索、纠错，终于证实造血的干细胞的存在，并推论骨髓移植重建造血成功是因为植入了正常的造血干细胞，于是骨髓移植的理念开始被公认。1990年爱德华·唐纳尔·托马斯（Edward Donnall Thomas）成功地应用双胞胎间的骨髓移植治疗白血病，从而获得诺贝尔生理学或医学奖，这是首次临床医学获此殊荣。造血干细胞移植治疗白血病点燃了患者获得第二次生命的希望!

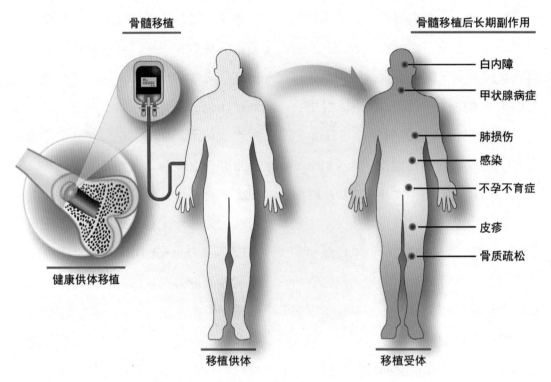

骨髓移植　　　　　　　　　　　　　　　　　骨髓移植后长期副作用

白内障

甲状腺病症

肺损伤

感染

不孕不育症

皮疹

骨质疏松

健康供体移植

移植供体　　　　　　　　　　　移植受体

图 10-13　骨髓移植及移植受体长期副作用

知识卡：人肠道也能造血？

2018 年，医学科学界又爆出惊人的发现，来自美国哥伦比亚大学研究人员在对 21 例接受小肠移植超过 5 年患者的回访，他们检查血液循环中血细胞时发现，接受肠道移植的患者的血液含有来自捐献者（供体）的造血干或祖细胞来源的血细胞，更令人惊讶的是捐献者的造血干或祖细胞位于接受移植者（受体）的小肠黏膜内，提示肠道中存在造血干细胞库。该研究发现，人体肠道造血干细胞库中可提供多达 10% 的外周循环血细胞。研究分析表明，当捐献者的造血干或祖细胞经过接受者的胸腺时，接受"再教育"，与接受者的组织和免疫器官达成"和平共处条约"，介导免疫耐受，可降低接受者对供体移植物的免疫排斥反应和移植物抗宿主反应。该研究为更好地实现器官移植提供了新的思路和策略（图 10–14）。

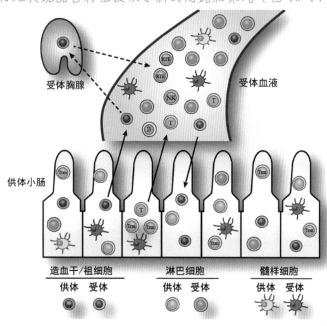

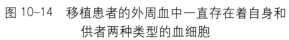

图 10–14　移植患者的外周血中一直存在着自身和
供者两种类型的血细胞

四、哪些细胞可"七十二变"转变为造血干细胞

骨髓是造血干细胞的宝库，除此以外，哪些细胞类型也具有孙悟空"七十二变"的魔力，变化为造血干细胞？

胚胎干细胞是从哺乳动物囊胚期的内细胞团或早期胚胎的原始生殖细胞中分离得到的一种在体外具有高度增殖和多向分化潜能的细胞。1998年汤姆森（James Thomson）等从人囊胚的内细胞团中分离出胚胎干细胞，吉尔哈特（John Gearhart）等从5～9周流产的胎儿生殖嵴中分离出人胚胎生殖细胞，并建立了胚胎干细胞系（图10-15）。人胚胎干细胞体外可定向诱导分化为造血细胞，是临床造血干细胞移植和血细胞输注治疗的一种细胞来源，具有良好的应用前景，但仍有许多问题需要解决。如何获得足够数量的高质量造血干细胞、胚胎干细胞致瘤性、

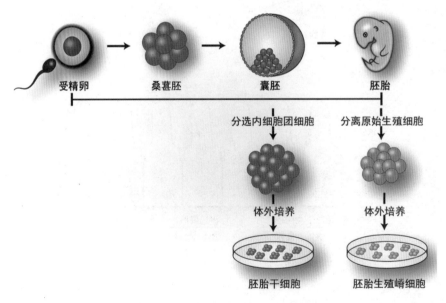

图10-15 人胚胎干细胞体外分离和培养

免疫排斥等，亟需建立一种高效、低成本的技术方法应用于大规模地诱导人胚胎干细胞向造血细胞分化的体系。

诱导性多能干细胞的问世（图10-16）解决了免疫排斥和伦理问题，更具备临床应用价值。在血液病治疗方面，利用患者自身的诱导性多能干细胞体外诱导得到造血干/祖细胞进行骨髓移植，重新建立患者的造血功能，在再生医学方面具有重要意义和广阔的应用前景。例如，结合基因修饰技术，将诱导性多能干细胞通过基因重组技术修复地中海贫血患者的突变基因，然后体外进行诱导、分化、培养产生有功能的造血细胞，供临床移植治疗，已成为医学科学界关注的焦点。

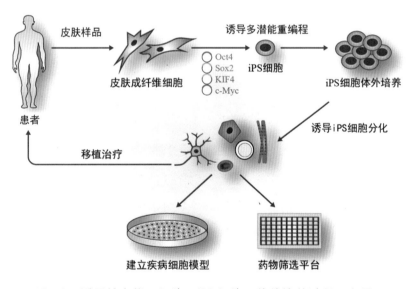

图 10-16　诱导性多能干细胞（iPS 细胞）体外培养过程及应用

五、"胶水"也能助力造血干细胞体外培养扩增

在临床移植造血干细胞已成为一项重要的治疗手段，除应用于恶性血液循环系统疾病以外，适应证还有自身免疫疾病、镰状细胞性贫血、红斑狼疮、肿瘤放疗化疗等。临床标准输入量为一个体质量为 50 千克的人，需要 10^7 个造血干细胞，但目前供体来源资源有限。因此，造血干细胞移植的临床应用面临的关键问题就是造血干细胞数量是否足够。研发符合临床要求的造血干细胞体外增殖培养系统，以达到临床移植的数量和质量标准，具有重要的临床意义。

多年来科学家们致力于模拟真实的体内干细胞生成的微环境，试图破解造血干细胞稳定扩增的奥秘。科学家们在实验室中采用多种细胞体外培养模式，从静态培养到动态培养，从二维培养到三维培养，尤其各种生物反应器的应用，在保持造血干细胞活性及扩增倍数上虽

然已取得明显优势，但是规模化体外培养大量的、符合临床标准的造血干细胞的尝试仍一直受阻。近期美国斯坦福大学和日本东京大学联手破解了造血干细胞稳定扩增的奥秘。他们研究发现，阻碍造血干细胞扩增的绊脚石竟然是培养液中的血清白蛋白！研究者筛选了一种能够支持造血干细胞生长和维持干性的物质——聚乙烯醇（PVA），在优化培养条件下小鼠造血干细胞在 28 天内扩增了数百倍。聚乙烯醇是一种常用的医疗水性凝胶、伤口敷料，化妆品的成膜剂，是一种可降解的生物膜，也是工业建筑材料——胶水。用"胶水"培育的造血干细胞进行动物试验获得成功（图 10-17）。该研究为人类的造血干细胞体外扩增提供了新的研究思路，也给临床应用带来新的希望。

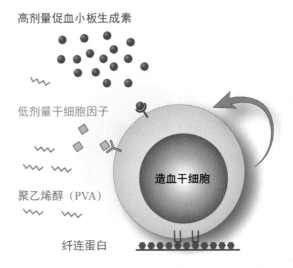

高剂量促血小板生成素

低剂量干细胞因子

聚乙烯醇（PVA）

纤连蛋白

造血干细胞

图 10-17　PVA 替代血清白蛋白优化造血干细胞培养条件

▶ 六、维生素可以调节造血功能吗

维生素是人和动物为了维持正常生理功能和健康而必须从食物中获得的一类微量有机化合物质，在人体生长、代谢、发育过程中发挥着重要的调节作用。维生素在体内的含量很少，但不可或缺，必须经常由食物获取。关于维生素影响造血功能的调节早就初露端倪。

为什么维生素 C 也称为抗坏血酸呢？早在 18 世纪克里斯托弗·哥伦布（Christopher Columbus）发现美洲大陆

的过程中，远航的船员由于缺乏新鲜蔬菜和水果，靠腌制的食品充当食物，长期没有维生素 C 的补充，得了一种怪病。患病的船员全身皮肤黏膜有出血倾向，其中膝关节、踝关节、口腔黏膜和牙龈出血，严重疲惫、腹泻、呼吸困难、骨折、肝肾衰竭或危及生命。这种病称为坏血症。当时哥伦布不明原因，不得不把病重的船员留在一个荒岛上，继续航行。而那些留在荒岛上的病重船员却因吃了荒岛上的野果和蔬菜而奇迹般地活了下来。后来研究发现，野果和蔬菜都含有一种名叫维生素 C 的物质，正是维生素 C 救了那些船员的生命，所以，维生素 C 也称为抗坏血酸。

近年研究发现，维生素与人类造血功能及癌症的治疗关系密切。2017 年一项新的研究发现，维生素 C 水平较低的人患癌症的风险增加。究其原因是造血干细胞需摄取非常多的维生素 C 来调节其功能，并抑制白血病细胞的产生。

维生素 A 缺乏导致造血干细胞丢失。维生素 A 的一种代谢产物视黄酸是一个至关重要的因子。如果视黄酸缺乏，造血干细胞就不能够返回到休眠状态，而分化为特化的成熟血细胞。这意味着作为储备的造血干细胞耗竭。烟酰胺核糖（维生素 B$_3$ 的同系物）可以增强造血干细胞线粒体循环能力，有助于产生新的线粒体，增强造血干细胞分裂和产生新的血液细胞的能力。

▶ 七、造血干细胞移植能挽救生命吗

白血病是造血系统的恶性增生性疾病，约占肿瘤总发病率的 3%，是儿童时期最常见的恶性肿瘤。白血病是中国人易患的十大癌症之一，男性为第 6 位，女性为第 8 位。每当人们谈起白血病，总能联想起因化疗掉光头发的孩子和隔着无菌病房玻璃的无辜眼神。白血病是令人生畏的"众病之王"。

早在 1827 年法国医生阿尔弗雷德（Alfred Velpeau）描述了白血病症状，患者血液中白细胞数量增多，在血中呈现白色。1845 年德国病理医生鲁道夫（Rudolf Virehow）在显微镜下观察患者血液，发现很多无色或白色的小球体。1856 年，鲁道夫将多年的研究资料总结发表，认为白血病的直接原因就是白细胞数量在造血过程中无限制增加，并提出白血病的细胞起源学说，与现代的白血病"克隆性增生"理论殊

途同归。尽管医学科学家们在 100 多年前就已认识了白血病，但在对白血病的治疗方面却历经坎坷。但人类对白血病的探索和研究从未停下过脚步，尤其是近 20 年，白血病的治疗取得了重大进展。针对发病机制中的关键环节的靶向性治疗药物的应用、新的化疗药物出现、造血干细胞移植技术的改进、单克隆抗体药物的出现以及更多最佳的治疗方案的完善，人类实现治愈白血病的目标将不再遥不可及。

造血系统是由骨髓等造血组织和循环于全身的血液共同组成，造血组织中的癌细胞会出现在血液循环中。体内正常血细胞（红细胞、白细胞和血小板）减少到一定程度后，患者才出现身体不适症状而就诊，这时患者身体内的白血病细胞一般高达 10^{12} 个（1 千亿个，约 1 千克重），因此，一般说来，白血病患者发现时均已属晚期了。通常白血病细胞对化学药物敏感，给药后能在全身循环，杀死各处的白血病细胞，是白血病的主要治疗手段之一。即使造血干细胞移植，也要先经过化疗，使患者达到

"完全缓解"以后再进行。造血干细胞移植在白血病治疗中的地位更是不容置疑的，即使有格列卫以及二、三代酪氨酸激酶抑制剂靶向特异性治疗，异基因造血干细胞移植目前仍是公认的唯一能治愈慢性粒细胞白血病的方法。造血干细胞移植技术已日臻完善，是综合化疗、放疗和免疫治疗等多项治疗技术的系统工程。

最初人们的移植免疫学知识匮乏，在意外辐射核事故的患者中采用未经组织配型的异体骨髓输注，均未获得移植治疗成功。目前造血干细胞移植已从骨髓移植发展到动员外周血干细胞及脐血移植。从人类白细胞抗原配型全相合同胞或全相合无关供者发展到不全相合家庭供者（兄弟姐妹）以及不全相合无关供者、单倍体移植（父母）供者。从异基因骨髓移植发展至自体移植，骨髓库和脐血库应运而生，使白血病的造血干细胞移植成为可应用的临床治疗方案（图 10-18）。

在我国 2006 年造血干细胞移植治疗已被纳入社会医疗保险，为白血病患者

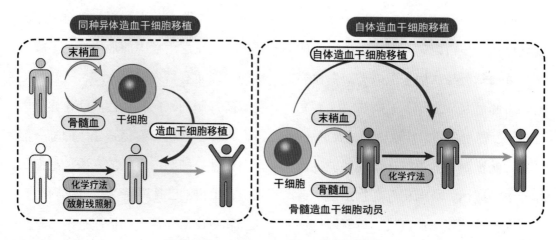

图 10-18　造血干细胞移植的临床方案

的治疗减轻了经济负担，促进了我国医学科学的发展。但是，值得提醒的是，造血干细胞移植治疗血液病的不同病种其成功率也不同，需专业医生明确适应证和移植时机。造血干细胞移植治疗仍是一种高风险的治疗手段，患者和家属需遵医嘱。

无论白血病治疗的研究路途如何艰难曲折，随着医学科学的发展，造血干细胞移植挽救生命不再是梦想。这也为成千上万的患者重新燃起了生命的希望！